L'explication de l'éclatement donnée par le journal anglais *The Times* est parfaite. Les tubes intérieurs en acier fondu, qui forment l'âme des canons, sont trempés dans de l'huile chauffée, et la résistance de l'acier augmente quand cette opération est bien exécutée. Les conditions sous lesquelles l'acier acquiert ainsi cette qualité, peuvent bien être déterminées par une série d'expériences ; mais il est très-difficile de satisfaire à toutes pour chaque tube en particulier, même avec un acier identique pour tous les tubes.

Si, au contraire, l'acier des tubes n'est pas exactement de la même qualité, il dépendra du hasard que la trempe soit utile ou nuisible. L'acier est extrêmement sensible sous ce rapport ; chaque espèce a besoin d'un degré particulier de trempe pour remplir certaines conditions. D'excellents objets en acier peuvent être détériorés par une trempe mal appropriée, et c'est peut-être le cas du tube en acier du canon de 228^{mm},6 qui a éclaté.

Nous revenons ainsi à cette conclusion, savoir : « Que les ca-« nons anglais ne peuvent posséder une résistance régulière, « soit en ce qui concerne le tube intérieur, soit sous les au-« tres rapports ; que chaque canon, en particulier, possède des « propriétés spéciales, et qu'on ne peut aucunement conclure « du résultat des expériences faites avec un canon, si les autres « canons de la même espèce les posséderaient au même degré. « Un canon pourra résister à 600 coups, tandis qu'un autre « pourra éclater au premier coup. »

Nous n'avons pu savoir si, outre les fentes du tube en acier, d'autres causes ont contribué à l'éclatement du canon de Woolwich ; si, par exemple, le serrage du tube par le manchon en fer forgé était insuffisant. Cela paraît probable, puisque le canon a éclaté au premier coup.

§ 3. — *Éclatement d'un canon de 209^{mm},2 en acier fondu, en Prusse.*

Un des deux canons de ce calibre (page 55), a éclaté après 650 coups avec des charges de 12 kilogr. de poudre prismatique.

EXPÉRIENCES COMPARATIVES

EXÉCUTÉES EN 1868

AU POLYGONE DE TEGEL, PRÈS BERLIN

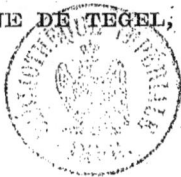

V

OUVRAGES DE M. MARTIN DE BRETTES

LIEUTENANT-COLONEL

OFFICIER DE L'ORDRE IMPÉRIAL DE LA LÉGION D'HONNEUR, ETC.

ANCIEN PROFESSEUR DE SCIENCES APPLIQUÉES A L'ÉCOLE D'ARTILLERIE DE VERSAILLES, ETC., ETC.

Étude sur les fusées de projectiles creux. Broch. in-8, avec figures. 3 fr.

Mémoire sur un projet de chronographe électro-magnétique et son emploi dans les expériences de l'artillerie. In-8, avec figures et planches. 5 fr.

Projet de fusée de projectiles creux, destinée à être fixée au moment du tir. Broch. in-8 avec figures. 2 fr.

Nouveau système d'artillerie de campagne, de Louis-Napoléon Bonaparte. In-8°. 2 fr.

Des artifices éclairants en usage à la guerre et de la lumière électrique. In-8, avec planches, 1849. 7 fr. 50

Coup-d'œil sur les Études du passé et l'avenir de l'artillerie, de Louis-Napoléon Bonaparte. 4 vol. in-8. 6 fr.

Instruction pratique sur l'emploi du chronographe à induction (pendule conique) dans les expériences balistiques. In-8, avec planches. 6 fr.

Études sur les expériences électro-magnétiques, destinées aux expériences de l'artillerie en Angleterre, en Russie, en France, en Belgique, en Suède, etc. In-8, avec planches et figures. 12 fr.

Physique appliquée. Projet de cible télégrapho-magnétique. In-8, avec planches. 4 fr.

Les œuvres militaires de S. M. Napoléon III. In-8, avec le dessin du canon-obusier de 12, système Napoléon III, 1856. 3 fr.

Appareils chrono-électriques à induction. Application aux expériences balistiques. 4 vol. in-8, avec planches. 7 fr. 50

Instruction pratique pour l'usage du pendule électro-balistique. 4 vol. in-8. 10 fr.

Études sur le mouvement et les propriétés mécaniques des projectiles oblongs ou aplatis projetés dans l'air sans rotation initiale autour de leur axe de figure. In-8. 4 fr.

Théorie générale du mouvement relatif des axes de figure et de rotation initiale des projectiles de l'artillerie et de la dérivation dans l'air. 4 vol. in-8, avec atlas. 30 fr.

Le fusil à aiguille. Brochure in-8. 1866. 1 fr. 25

Théorie de la similitude des trajectoires décrites par les projectiles lancés par les canons rayés. 1869.

Mémoire sur les moyens d'imprimer un mouvement de rotation aux projectiles lancés par les canons lisses. 1869.

Expériences exécutées en Belgique avec un canon de 23mm, en acier Krupp, en novembre 1868, d'après le rapport officiel; broch. in-8° avec atlas. 10 fr.

Expériences de tir exécutées en Russie en 1869 contre une cible type « Hercules » avec un canon de 279mm, 4, en acier fondu Krupp se chargeant par la culasse. Broch. in-8, avec une planche. 1 fr. 25

EN COURS DE PUBLICATION :

Tension des trajectoires et applications. 1869.

PRÊTS A ÊTRE PUBLIÉS :

Théorie de l'identité des trajectoires décrites par les projectiles lancés par les canons rayés.

Appareil de démonstration des phénomènes du tir des projectiles oblongs par les canons rayés.—Expériences.

Paris. — Imprimerie de Cosse et J. Dumaine, rue Christine, 2.

EXPÉRIENCES COMPARATIVES

EXÉCUTÉES EN 1868 PRÈS DE BERLIN

AVEC UN

CANON PRUSSIEN EN ACIER-KRUPP

SE CHARGEANT PAR LA CULASSE

ET LE CANON DE WOOLWICH DE 228ᴹᴹ,6

PAR

C. DE DOPPELMAIR

Capitaine d'artillerie de la Garde impériale russe

Traduction du *Journal de l'Artillerie russe* — 1869

PAR

le Lieutenant-colonel MARTIN DE BRETTES

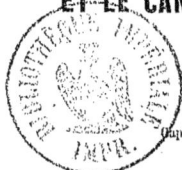

PARIS

LIBRAIRIE MILITAIRE

J. DUMAINE, LIBRAIRE-ÉDITEUR DE L'EMPEREUR

Rue et Passage Dauphine, 30

—

1870

INTRODUCTION GÉNÉRALE.

———

I

En 1865 l'artillerie prussienne était très-arriérée, car ses canons les plus puissants ne pouvaient alors percer que les navires blindés avec des plaques de fer d'une épaisseur de 114^{mm}.

Mais, en moins de trois ans, elle est parvenue, par son intelligence et son énergie, à doter la Prusse d'un système de canons assez puissants pour percer les navires blindés de la plus grande résistance.

Les expériences de tir contre les cibles cuirassées ne sont pas, sans doute, assez multipliées pour en conclure rigoureusement, que les canons et les projectiles produiront toujours contre des navires cuirassés, suivant les mêmes types, les effets obtenus dans un polygône. Mais il n'en pouvait être autrement sans s'engager dans les dépenses considérables qu'auraient exigées de nombreuses expériences de tir contre les plaques. Aussi celles de cette nature sont-elles partout très-restreintes. On peut, néanmoins, en conclure que, dans les mêmes circonstances de tir, on pourrait produire les effets obtenus contre les cibles blindées, et cette possibilité suffira pour tenir les navires cuirassés hors de la portée efficace des canons capables de les percer.

La relation détaillée des tentatives et des expériences variées qui ont été exécutées par l'artillerie prussienne, pour

a

arriver à ces remarquables résultats, a été faite par C. von Doppelmair, capitaine d'artillerie de la garde impériale russe, qui les a suivies avec un zèle infatigable, pour remplir la mission dont il était chargé par son Gouvernement.

La traduction de cet ouvrage intéressera, nous l'espérons, les officiers d'artillerie désireux de suivre les progrès de cette arme en Europe, et de connaître l'état actuel de la puissance des canons de marine et de côtes, qui arment non-seulement les flottes cuirassées de la Confédération du Nord et de la Russie, mais encore les rades et les ports depuis Anvers jusqu'à Kronstadt (1). Cette puissance a encore été récemment considérablement augmentée par l'adoption du calibre de 279^{mm},4.

II

Les expériences exécutées en Prusse en 1865 avaient démontré que les projectiles lancés par les canons de 203^{mm},2 (76 livres) pouvaient percer les cibles cuirassées avec des plaques d'une épaisseur de 114^{mm}, mais seulement à des distances peu considérables. Ils auraient donc été impuissants contre les navires blindés, alors à flot, dont les plaques atteignaient déjà les épaisseurs de 152^{mm} et de 204^{mm}.

Cette insuffisance des projectiles de 203^{mm},2, étant bien constatée, l'artillerie prussienne rechercha énergiquement les moyens d'y remédier.

Il fut, en conséquence, décidé : 1° qu'on chercherait à rendre le canon de 209^{mm},2 plus puissant, s'il était possible ; 2° qu'on

---

(1) Le nombre des canons en acier Krupp du système prussien déjà livrés ou en cours de fabrication était le suivant le 1er novembre 1869 :

Canons.... { de campagne. 4,401
            { de marine et de côtes. 1,749

                                   TOTAL. 6,150

expérimenterait aussi un canon d'un calibre supérieur. On adopta le calibre de 235^{mm},4, qui était un peu supérieur à celui du meilleur canon Woolwich, lequel était de 228^{mm},6.

Alors le Gouvernement prussien commanda à l'usine d'Essen trois canons en acier fondu de Krupp et se chargeant par la culasse, savoir :

Un canon de 209^{mm},2, mais d'un poids plus considérable que celui du modèle en usage, dont le recul était excessif, et deux canons de 235^{mm},4.

Ces canons furent terminés au commencement de 1868 et transportés au polygone de Tegel, près de Berlin, pour servir aux expériences de tir contre les cibles cuirassées.

Les projectiles destinés à ces expériences étaient :

1° Pour le canon de 209^{mm},2, l'obus d'acier Krupp pesant 91^{k},7; le projectile plein en fonte Gruson pesant . . . . 99^{k},4,

2° Pour le canon de 235^{mm},4, l'obus d'acier Krupp pesant 138^{k},5, le projectile plein en fonte Gruson pesant . . . . 153^{k},2, le projectile plein en acier Krupp pesant . . . . 161^{k},3.

Les plus grandes vitesses initiales obtenues avec la poudre prussienne, et mesurées à 47 mètres de la bouche des canons, furent les suivantes, savoir :

327^{m},9 avec le canon de 209^{mm},2 et la charge de 11 kilogr.;
349^{m},9 avec le canon de 235^{mm},4 et la charge de 22 kilogr.

Les cibles cuirassées destinées aux expériences, composées chacune de plaques en fer soutenues par une muraille de bois, étaient au nombre de trois.

La première, située à 940 mètres du canon, était protégée par des plaques en fer de 127^{mm} et de 152^{mm},4 d'épaisseur. Elle représentait la muraille cuirassée du navire prussien *Frédéric-Charles*.

La seconde, située à 715 mètres du canon, était cuirassée avec des blindages de 189^{mm} d'épaisseur.

La troisième, située à 470 mètres du canon, était blindée avec des plaques de 203^{mm} et de 228,^{mm}9 d'épaisseur; elle représentait la muraille cuirassée du navire prussien *le Roi Guillaume*.

Les expériences de tir, qui furent faites, le 31 mars 1868, avec les deux canons, montrèrent que :

L'obus de 209^{mm},2 traversait la plaque de 127^{mm}, mais restait engagé dans la muraille ;

L'obus de 235^{mm},4 perçait les plaques de 152^{mm}, 189^{mm} et 203^{mm},2 aux distances respectives de 940, 719 et 470 mètres, mais restait aussi dans la muraille de bois.

On conclut de ces expériences : *l'insuffisance du tir des canons de 209^{mm},2 et 235^{mm},4 contre les navires cuirassés actuels.*

L'artillerie prussienne essaya d'obtenir des vitesses initiales plus considérables, pour augmenter les effets mécaniques des projectiles : soit par l'accroissement des charges de poudre, soit en réduisant la résistance du plomb à la pénétration dans les rayures, soit enfin par l'emploi d'une poudre plus vive que celle en usage. Mais toutes ces tentatives ne produisirent que des accroissements insignifiants des vitesses initiales.

Le Gouvernement prussien fit alors acheter en Angleterre un canon de Woolwich de 228^{mm},6 de diamètre, plusieurs barils de poudre anglaise et des projectiles Palliser, afin d'en comparer le tir avec celui de 235^{mm}4.

Le poids des projectiles Palliser était de . . . 113^k,5,
Id.   de la charge de poudre était de . . . 19^k,50,
La vitesse initiale à 47 mètres . . . . 404^m,00.

La supériorité du canon de Woolwich sur celui de 235^{mm},4, dans les expériences de tir contre les cibles cuirassées, se manifesta d'une manière incontestable, car elles furent toutes complétement traversées par les projectiles du premier.

L'artillerie prussienne chercha ardemment les causes de cette supériorité des effets du canon anglais.

Cette supériorité ne pouvait être attribuée à la qualité du métal des projectiles anglais, qui se brisaient en nombreux éclats, tandis que les obus en acier Krupp se refoulaient un peu ou se brisaient seulement en deux parties. Elle ne pouvait donc l'être qu'à l'une des deux causes suivantes ou à toutes les deux, savoir :

« La supériorité de la vitesse initiale produite par le canon anglais ;

« Le tracé du projectile de Palliser. »

L'artillerie prussienne décida en conséquence que l'on ferait de nouveaux essais pour augmenter la vitesse initiale du projectile prussien de 235^{mm},4 ; car cette augmentation paraissait possible depuis les expériences exécutées en Russie, avec de la poudre prismatique, pour l'obtenir. Ces nouveaux essais furent couronnés par le succès, car l'emploi de cette nouvelle poudre permit de porter la vitesse initiale du projectile de 235^{mm},4 de 335 à 392 mètres, sans réduire la justesse du tir. La charge de poudre prismatique était de 24 kilogr. Les projectiles pesaient 153 et 125 kilogr.

Les modifications du tracé des projectiles prussiens consistèrent :

1° Dans l'allongement de l'ogive ;
2° Dans la diminution de l'épaisseur de l'enveloppe en plomb.

Les expériences d'essai montrèrent que les projectiles dont la pénétration était la plus grande, avaient une pointe ogivale déterminée par des arcs de cercle décrits avec un rayon de deux calibres, et l'enveloppe de plomb la plus mince.

L'artillerie prussienne fit alors de nouvelles expériences comparatives entre le canon de 235^{mm},4 et celui de Woolwich de 228^{mm},6.

Le nouvel obus en acier Krupp pesait . . . .   153^k,0 ;
Le poids de la charge de poudre prismatique était. .   24^k,0 ;
La vitesse initiale était. . . . .   392^m,0 ;
L'obus léger en acier Krupp pesait . . . .   125^k,0 ;
Le poids de la charge de poudre était . . . .   26^k,0 ;
La vitesse initiale était. . . . .   431^m,0.

Le tir comparatif eut lieu à 470 mètres contre la cible cuirassée avec des plaques de 203^{mm},9 et 228^{mm},9.

Les projectiles prussiens et anglais percèrent la partie de la cible cuirassée avec la plaque de 203^{mm}, mais les seconds se brisèrent. Deux coups seulement furent tirés contre la partie cuirassée avec la plaque de 228^{mm},9, l'un par le canon de 235^{mm},2, et l'autre par le canon de 228^{mm},6. Aucun des deux projectiles ne la traversa complétement, mais la pénétration du projectile prussien fut plus considérable ; ce dernier l'aurait probablement traversée, s'il ne l'avait rencontrée dans une partie essentiellement renforcée.

Le canon prussien de 235^{mm},4 était donc devenu supérieur à celui de Woolwich de 228^{mm},6.

Après ce succès obtenu en quelques mois, l'artillerie prussienne s'occupa de nouveau du canon de 209^{mm},2. A cet effet elle fit fabriquer à l'usine d'Essen deux nouveaux canons en acier Krupp de ce calibre ; l'un d'eux était massif, et l'autre cerclé ; le poids était d'environ 9,000 kilogr. Tous les deux avaient la fermeture cylindro-prismatique de M. Krupp. La chambre et la partie rayée étaient un peu plus longues dans le canon cerclé que dans l'autre. Les charges de poudre prismatique ont pu être portées de 11 jusqu'à 17 kilogr. sans compromettre le canon et nuire à la justesse du tir.

Les projectiles employés étaient ceux de Gruson de 100 kilogr.

et ceux en acier Krupp de 87 kilogr. Les vitesses respectives moyennes de ces projectiles, avec la charge de 17 kilogr., ont été, à 47 mètres de la bouche des canons, 420m,50 et 450m,0. La justesse de tir des projectiles de 100 kilogr. a été satisfaisante, quoique inférieure à celle de l'obus de 235mm,4. On ne fit pas d'expériences de justesse de tir avec ceux de 87 kilogr., car celles qui avaient été faites antérieurement, en avaient montré l'insuffisance.

La force vive du projectile de 209mm2, du poids de 100 kilogr., était, par centimètre carré de section transversale, supérieure à celle de l'obus de 235mm,4, à cause de la grande vitesse du premier. Le tir des projectiles de 100 kilogr. contre les cibles cuirassées donna des résultats remarquables, mais il n'en fut pas de même des obus en acier Krupp de 87 kilogr.

On a conclu de ces expériences que :

L'obus Gruson de 100 kilogr., tiré avec le canon de 209mm,2 et la charge de 17 kilogr. de poudre prismatique, perce la cible cuirassée avec une plaque de 203mm à peu près comme celui de 235mm,4 avec la charge de 24 kilogr., et traverserait même celle de 228mm,9 ;

Les canons de 209mm,2 fermés par un coin double seraient cerclés et recevraient la fermeture à coin simple et cylindro-prismatique ;

Le pas des rayures des canons de 209mm,2 serait porté de 12m,34 à 14m,60, afin d'augmenter la justesse du tir avec la charge de 17 kilogr. de poudre prismatique.

Après avoir obtenu ces brillants résultats, l'artillerie prussienne s'occupa des effets du projectile de 150mm.

Le canon employé dans les expériences avait la fermeture Kreiner à double coin.

Le calibre du canon était. . . . . 149^{mm},1.

Le poid de l'obus
{ ordinaire était. . . . . 27^k,0,
en acier Krupp était. . 33^k,0,
(Enveloppe mince.)
en fonte Gruson était. . 34^k,5.
(Enveloppe ordinaire.)

Le poids de la charge { obus Krupp. . . . . 0^k,850,
explosive était. . { obus Gruson. . . . . 0^k,250.

Le poids de la charge des canons a varié de 4 à 7 kilogr.

Le tir contre la cible n. 1, cuirassée avec des plaques de 127^{mm} et 152^{mm} d'épaisseur, a eu lieu à 150 mètres. Les projectiles employés ont été les obus Gruson à tête allongée et les obus Krupp à enveloppe mince de plomb.

L'obus Gruson, tiré avec la charge de 6 kilogr. et la vitesse de 410 mètres, a traversé toute la cible couverte avec des plaques de 127^{mm} d'épaisseur.

Le même obus, avec la charge de 7 kilogr. et la vitesse de 450 mètres, perça la plaque de 152^{mm} et pénétra de 0^m,319 dans le bois, de manière que sa pointe sortait derrière la cible.

L'obus Krupp, tiré avec la charge de 6 kilogr. et la vitesse de 408 mètres, a produit, dans la cible cuirassée avec des plaques de 152^{mm}, les mêmes effets que l'obus Gruson avec 7 kilogr. de poudre.

Le même obus, avec la charge de 7 kilogr. et la vitesse de 445 mètres, a traversé complétement toute la cible cuirassée avec des plaques de 152^{mm}, et a été retrouvé à 15 mètres plus loin.

On a conclu de ces expériences que le projectile du canon de 15 centimètres, tiré à 150 mètres, serait suffisant pour percer les navires cuirassés avec des plaques de 127 et 152^{mm}, lorsque les charges de poudre prismatique pèseraient 6 et 7 kilogr., et leur serait redoutable à 900 mètres, s'il était tiré avec un canon plus long de trois calibres et la charge de 7 kilogr., qui donne la vitesse de 470 mètres.

Ces expériences ont permis de comparer les formules au moyen desquelles on mesure la puissance de pénétration des projectiles en Russie et en Angleterre :

D'après la formule russe, la pénétration est proportionnelle à la force vive par centimètre carré de section transversale du projectile, et d'après la formule anglaise, à la force vive par centimètre de circonférence.

La comparaison des résultats du calcul et de l'expérience a montré que la première donnait, pour la pénétration, des valeurs beaucoup plus rapprochées de la réalité que la seconde.

On soumit ensuite les canons de 235^{mm},4 et 228^{mm},6 à des épreuves de durée. Le nombre des coups par pièce avait été fixé à 600 ; les charges étaient de 24 kilogr. de poudre prismatique pour le premier, et de 19^k,50 de poudre anglaise (*large grained rifle powder*) pour le second.

Mais, après 299 coups, la chambre du canon de Woolwich était fendue dans l'âme sur une longueur de 0^m,71, et le tir dut cesser à cause du danger qu'il présentait.

Après 712 coups tirés avec la charge *maxima* de 24 kilogr., le canon en acier Krupp de 235^{mm},4 ne présentait qu'un petit accroissement de diamètre de la chambre, près l'emplacement du projectile. Il avait résisté à l'explosion d'un projectile qui avait eu lieu dans l'âme au 663e coup et détruit plusieurs rayures. Les stries transversales produites dans l'âme indiquaient qu'il y avait été arcbouté.

Ces résultats ont fait conclure que :

« *Le canon de Woolwich ne peut tirer qu'un petit nombre de coups;*

« *Le canon en acier fondu Krupp du système prussien peut résister à un grand nombre de coups tirés avec la charge maxima de poudre prismatique ;*

« *La fermeture avec le coin prismatique de Krupp et l'anneau Broadwell est parfaite ;*

« *L'inflammation centrale à travers le coin de fermeture est très-avantageuse pour la conservation du canon.* »

En résumé les expériences de tir faites au polygone de Tegel ont donné lieu aux conclusions générales suivantes :

1° Le service et l'entretien des projectiles et du canon demandent moins de précision, d'attention et de soin, lorsque le chargement se fait par la bouche, que s'il a lieu par la culasse ;

2° La justesse du tir est beaucoup plus grande avec le chargement par la culasse qu'avec celui par la bouche ;

3° La vitesse du tir des canons se chargeant par la culasse et par la bouche n'a pu être comparée, faute d'éléments suffisants ; mais tout fait présumer que celle des premiers serait supérieure à celle des derniers ;

4° Les projectiles produisent contre les cibles cuirassées des effets plus considérables avec les canons en acier Krupp se chargeant par la culasse, à cause de leur plus grande vitesse initiale, que ceux qui sont tirés avec les canons chargés par la bouche ;

5° La résistance à l'éclatement des canons en acier Krupp se chargeant par la culasse est de beaucoup supérieure à celle des canons de Woolwich, système Armstrong, qui se chargent par la bouche, *car aucun des premiers n'a éclaté.* Cette supériorité résulte de la qualité du métal, du concours de la théorie et de la pratique, enfin des procédés de fabrication qui permettent de donner les mêmes propriétés à tous les canons d'un même modèle.

III

Vers la fin de 1868 l'artillerie belge fit, avec un canon de 223^{mm} du système prussien, des expériences de tir contre des cibles cuirassées d'après les types des navires anglais le *Warrior* et le *Bellerophon*. Elles avaient pour objet la défense de l'Escaut.

Le canon en acier Krupp était cerclé avec frettes d'acier sur une partie de sa longueur, à partir de la culasse.

Il se chargeait par la culasse; le système de fermeture était celui de M. Krupp; l'obturation se faisait au moyen de l'anneau de Broadwell.

Les principales dimensions étaient les suivantes :

Longueur totale	. . . .	5^m,060
Diamètre de l'âme	. . . .	0^m,223
Diamètre de la chambre	. . . .	0^m,228
Longueur de la chambre : { partie cylindrique		0^m,974
{ raccordement . .		0^m,076
Longueur de l'âme rayée	. . . .	3^m,323
Pas des rayures	. . . .	13^m,710
Nombre des rayures	. . . .	24
Poids total du canon	. . . .	15,000 ^{kilogr.}
Poids de l'appareil de fermeture	. . . .	635 —
Prépondérance	. . . .	825 —

La lumière du canon était percée dans l'épaisseur du coin de fermeture et dans le prolongement de l'axe du canon.

Les projectiles employés dans ces expériences étaient :

Des obus en acier fondu de Krupp avec enveloppes minces de plomb;

Des obus et projectiles pleins de Palliser et des projectiles pleins en fonte de Liége.

Le poids moyen des projectiles était de 120 kilogr.

Les charges employées étaient en poudre prismatique et pesaient 22 kilogr.

La vitesse initiale moyenne imprimée par cette charge était de 421 mètres.

Les cibles cuirassées étaient composées comme il suit, savoir :

1° Celle du type *Warrior :*

D'une plaque en fer laminé d'une épaisseur de . . . 177^{mm},7

D'un bordage en bois de chêne d'une épaisseur de . 457^{mm},0

D'une contre-plaque en fer d'une épaisseur de . . . 25^{mm},3

Épaisseur totale   659^{mm},7

Épaisseur du fer   202^{mm},7

2° Celle du type *Bellerophon :*

D'une plaque en fer laminé d'une épaisseur de . . . 203^{mm},1

D'un bordage en chêne d'une épaisseur de . . . . 253^{mm},9

D'une contre-plaque en fer d'une épaisseur de . . . 25^{mm},3

Épaisseur totale   482^{mm},3

Épaisseur du fer   228^{mm},4

La distance du tir était de 208 mètres.

Le feu a été mis aux charges des canons par l'électricité.

Les cibles ont été percées par les projectiles pleins de Palliser et par les obus en acier Krupp qui conservaient encore un excès de vitesse. Quelques coups tirés avec des obus Krupp chargés ont suffi pour détruire complétement ces cibles et les réduire en éclats.

Ces résultats, bien supérieurs à ceux qui ont été obtenus à Berlin avec le canon de 235^{mm},4 et le projectile de 152 kilogr., mettent en évidence l'influence considérable de l'accroissement de la vitesse initiale sur les effets mécaniques produits, car elle avait été portée, dans les expériences belges, de 392 à 420 mètres.

La commission de l'artillerie belge (1) a tiré de ces expériences des conclusions importantes que nous croyons devoir rapporter :

1° La question des bouches à feu de gros calibre destinées à la défense de l'Escaut est résolue ;

2° Le canon en acier de Krupp du calibre de 223 millimètres a une puissance suffisante pour percer les plus forts navires cuirassés, *actuellement à flot*, qui puissent entrer dans l'Escaut. Le service du canon est facile et l'obturation complète ;

3° La fonte coulée en coquilles (système Palliser) satisfait aux conditions exigées pour la fabrication des *projectiles pleins*.

L'acier Krupp convient essentiellement aux *obus*.

Les deux espèces de projectiles doivent avoir les enveloppes minces en plomb et soudées au zinc ;

4° Les projectiles belges en fonte aciéreuse, quoique moins résistants que les projectiles pleins anglais, pourront être utilisés à défaut de ceux-ci, en modifiant leur tracé et le mode de soudage de leur enveloppe en plomb ;

5° Il faut retarder l'explosion de la charge intérieure des projectiles creux, et par conséquent ne pas mettre la poudre à nu dans leur intérieur ;

6° La poudre prismatique convient pour les canons d'acier ; mais il serait intéressant d'essayer si elle ne pourrait pas être remplacée, peut-être avec avantage, par la poudre belge à gros grains ;

(1) Expériences exécutées en Belgique, en 1868, avec un canon de 223mm en acier Krupp et se chargeant par la culasse (d'après le rapport officiel). — Dumaine éditeur.

7° Les charges des gros canons doivent être préparées à l'avance et conservées à l'abri de l'humidité ;

8° L'emploi des étoupilles électriques pour mettre le feu aux charges des canons est préférable à celui des étoupilles à friction (1) ;

9° Les affûts métalliques conviennent le mieux pour l'armement des rives de l'Escaut ; il serait à désirer que l'on employât des affûts construits de manière à descendre le canon après le tir, pour le soustraire aux coups de l'ennemi.

10° Les parapets des batteries doivent être construits en terre sablonneuse, et avoir 8 mètres d'épaisseur entre les crêtes.

11° Les canons de gros calibre des batteries doivent tirer en barbette.

IV

Mais depuis les expériences de Berlin et de Belgique, l'artillerie de marine et de côte a fait des progrès considérables. Les canons en acier Krupp du système prussien, de 279^{mm},4 de calibre, sont parvenus à percer jusqu'à 0^m,305 de fer, et 0^m,915 de bois.

Un canon de ce calibre, aujourd'hui adopté par la Confédération du Nord et par la Russie, a été soumis au polygone de Wolkow, près Saint-Pétersbourg, à des expériences qui ont été couronnées du plus remarquable succès (2).

(1) Les premières ont l'avantage de permettre au pointeur de suivre un but mobile et de mettre le feu à la charge de poudre au moment opportun, soit dans le tir d'un seul canon, soit dans le tir en salve contre un navire ennemi.

(2) Les dimensions et poids de ce canon de 279^{min},4 et des projectiles sont :

Longueur totale du canon. . . . . 6^m,096
Longueur de l'âme sans chambre. . . . . 5^m,088

Ces expériences de tir ont eu lieu dans le courant du mois d'août 1869, à la distance de 426^m,70, avec le canon de 279^{mm},4, se chargeant par la culasse et des projectiles creux en acier fondu, qui étaient recouverts d'une mince couche de plomb.

Les projectiles étaient mis au poids réglementaire de 225 kilog. au moyen d'un mélange de sable et de limaille de fer.

La cible représentait la muraille blindée du navire anglais *Hercules*.

Elle était composée de trois plaques de fer, dont chacune avait 4^m,88 de longueur et 1^m,12 de hauteur. L'épaisseur de la plaque supérieure était de 152^{mm} et celle des plaques inférieures de 229^{mm}.

Ces trois plaques étaient fixées par des boulons à tête fraisée et noyée, sur une muraille en bois de Teak. Cette muraille était composée de poutres horizontales de 305^{mm} d'équarrissage, entre lesquelles on avait interposé des plaques de tôle de 25^{mm} d'épaisseur et de 305^{mm} de largeur. Ces plaques de tôle étaient renforcées par des cornières.

Deux plaques de fer, chacune de 25^{mm},4 d'épaisseur, étaient appliquées contre cette muraille de bois et de fer; derrière ces plaques se trouvaient des poutres verticales en bois de chêne de 229^{mm},4 d'équarrissage, entre lesquelles on avait aussi placé neuf plaques de tôle de 25^{mm},4 d'épaisseur sur 229^{mm},4 de largeur. Ces plaques en tôle étaient aussi renforcées par des cornières.

Longueur de la chambre.	1^m,27
Diamètre de l'âme.	0^m,2794
Diamètre dans les rayures.	0^m,286
Diamètre de la chambre.	0^m,2896
Nombre des rayures.	36
Pas des rayures.	20^m,036
Poids du canon et de l'appareil de fermeture.	27,500 kil.
Poids du projectile.	225 kil.

Derrière se trouvait encore une muraille en bois, composée de deux rangées horizontales de poutres en chêne; l'épaisseur des poutres de la première rangée était de 152^{mm}, et celle de la seconde de 229^{mm},4. Enfin, une plaque de tôle de 25^{mm},4 d'épaisseur était assujettie sur la dernière rangée de poutres horizontales.

 En résumé :

L'épaisseur du bois était.		915^{mm},8
L'épaisseur du fer était. . .	plaque supérieure. .	229^{mm},0
	plaque inférieure. . .	305^{mm},2
L'épaisseur totale était. . .	plaque supérieure. .	1^m,144
	plaque inférieure. . .	1^m,221
La longueur totale de la cible était.		4^m,877
La hauteur.		3^m,353

Les plaques venaient des usines de Millwall.

La cible était soutenue par des poutres de 356^{mm} d'équarrissage dans lesquelles s'engageaient des bandes de fer de 25^{mm},4 d'épaisseur, qui étaient rivées sur la plaque postérieure de la cible.

Le type *Hercules* est le plus résistant qui ait été exécuté jusqu'à ce jour. Il n'a pu être traversé par les canons anglais de 308^{mm},4 et 330^{mm},2 du système *Armstrong*, dans les expériences faites en 1865 à Shoeburyness (1).

Mais le canon russe de 279^{mm},4, système prussien, a produit contre cette cible des effets mécaniques considérables, qui ont

---

(1) Cette conclusion est confirmée par la citation suivante :

. . . On admet que la cuirasse *l'Hercules* est impénétrable aux plus puissants canons actuellement en usage dans la marine anglaise.

(Extrait du *Times* (*Revue militaire et coloniale*), janvier 1870, 10e livrais., p. 50.)

conduit aux conclusions suivantes (1) extraites du rapport des expériences exécutées en Russie (2) :

Les canons, nouveau modèle de 279ᵐᵐ,4, en acier fondu, tirant des obus en acier fondu et revêtus d'une mince enveloppe de plomb, contre une muraille blindée du *type Hercules*, peuvent :

1° Donner aux projectiles la puissance de traverser, à la distance de 768 mètres, toute la muraille recouverte par des plaques en fer de première qualité, de 229ᵐᵐ,0 d'épaisseur, en conservant encore une vitesse considérable.

2° Produire les mêmes effets à la distance des 1067 mètres avec ces projectiles, qui conservent ensuite une moindre vitesse.

3° Donner aux projectiles la puissance de percer à 1814 mètres la muraille *type Hercules*, couverte d'une plaque de 152ᵐᵐ,4 d'épaisseur.

4° Donner aux projectiles la puissance nécessaire pour percer à 1814 mètres la plaque de 229ᵐᵐ d'épaisseur et s'enfoncer ensuite de toute leur longueur dans la muraille en bois où ils restent logés.

Ces résultats montrent que ce canon de 279ᵐᵐ,4 est très-supérieur aux canons anglais de 304ᵐᵐ,8 et 330ᵐᵐ,2 en fer forgé, et serait efficace jusqu'à de grandes distances contre les navires protégés par des blindages en fer d'une épaisseur considérable.

Ainsi, dans la lutte acharnée qui, depuis près de quinze ans, s'est établie entre les navires blindés et le canon, la victoire a toujours fini par se ranger du côté du canon.

(1) Ces conséquences ne me paraissent pas rigoureusement exactes, quoique les projectiles atteignent la cible avec des vitesses égales à des distances très-différentes, parce que leurs axes de figure ne sont pas alors semblablement dirigés, et que les directions des trajectoires au but ne sont pas semblables. Mais cette similitude des éléments homologues existe sensiblement lorsque les angles d'arrivée des projectiles tirés à diverses distances diffèrent peu entre eux.   M..... de B.....

(2) Expériences exécutées en Russie, en 1869, avec un canon de 279ᵐᵐ,4 en acier fondu et se chargeant par la culasse. (*Journal de l'artillerie russe* 1869.) — Dumaine éditeur.

V

Mais l'artillerie n'a pas dit son dernier mot. Elle serait en mesure de produire des effets mécaniques encore plus considérables que les précédents.

Ainsi, d'après mes calculs : le projectile du calibre de 240^{mm}, allongé de manière à être porté au poids de 160 kilogr., et celui du calibre de 279^{mm},4, qui pèse 225 kilogr., auraient respectivement la même portée et la même force vive par centimètre carré de section transversale, de sorte que leurs pénétrations respectives dans les cibles cuirassées seraient les mêmes; et le projectile de 279^{mm},4, allongé de manière à porter son poids à 275 kilogr., aurait la même portée et la même puissance de pénétration que celui de 330^{mm}, dont le poids est de 370 kilogr.

On pourrait donc alléger les projectiles et les canons capables de percer un navire cuirassé d'après un type donné, ou, à égalité de poids, augmenter considérablement la pénétration du projectile par une réduction convenable du calibre.

Cette réduction de calibre, qui produit un allongement relatif de l'âme sans allonger le canon, permet d'obtenir facilement la longueur de 19 calibres, qui est nécessaire à la production d'une vitesse initiale de 437 mètres avec la charge en poudre prismatique de 1/5,6 du poids des projectiles; car cette charge proportionnelle a donné les vitesses inscrites dans le tableau suivant :

CALIBRE DES CANONS en millimètres.	LONGUEUR D'AME en calibres.	VITESSE INITIALE en mètres.
209^{mm},2	19,3	444^{m}
235^{mm},4	19,2	437
254^{mm},0	19,0	435
279^{mm},4	18,8	437
305^{mm},0	18,9	437
330^{mm},0	18,8	435

Cette longueur relative de l'âme pourrait être augmentée pour les canons de 172^{mm},6 et 149^{mm},1, et portée sans inconvénient à 22 calibres; cet allongement donnerait à ces canons l'avantag précieux d'imprimer à leurs projectiles une vitesse de 475 mètres avec une charge de 1/3 de leur poids (1).

D'après mes calculs, un projectile du calibre de 172^{mm},6, allongé de trois calibres, et pesant 72 kilogr., qui serait tiré avec la vitesse initiale de 475 mètres, pénétrerait dans une cible cuirassée autant que celui de 279^{mm},4, du poids de 225 kilogr., lancé avec la vitesse de 437 mètres.

Cette pénétration serait donc beaucoup plus considérable que celle de ce dernier projectile dans les expériences faites au polygone de Wolkow, où sa vitesse était de 400 mètres. Il semblerait ainsi que la voie du progrès de la grosse artillerie serait celle que j'ai depuis longtemps et inutilement formulée pour l'artillerie de terre, savoir :

Réduction des calibres; allongement des projectiles, et augmentation des vitesses initiales. (2)

(1) Cette vitesse a été obtenue avec deux canons du système prussien de 172^{mm} et 149^{mm} en acier fondu Krupp, dont les longueurs d'âme en calibres sont respectivement 21,2 et 21,7.

(2) Depuis 1862 j'avais proposé de porter la vitesse des obus de campagne français à 400 mètres au moins et de réduire leur calibre en les allongeant, de manière à obtenir une trajectoire deux fois plus tendue, à égalité de portée, que celle de l'obus en usage. Ainsi, d'après mes études théoriques :

Un projectile pesant 4^k,0, comme l'obus actuel, — mais dont le diamètre serait 70^{mm} au lieu de 84^{mm}, — qui serait tiré avec une vitesse initiale de 410 mètres, — décrirait une trajectoire de 1,000 mètres dont la flèche serait environ de 8^m,50 au lieu de 16^m,30 comme aujourd'hui.

Un projectile du poids de 4^k,0, du diamètre de 65^{mm}, — qui serait tiré avec la vitesse de 425 mètres, — décrirait une trajectoire de 1,000 mètres dont la flèche serait moitié de celle de l'obus actuel de 4 kilogr.

Un projectile du diamètre de 60^{mm} pesant 3 kil., de trois calibres de lon-

Mais pour l'artillerie de la marine, qui est destinée à produire des effets mécaniques considérables, le rapport de la longueur des projectiles à leur calibre a une limite qui dépend aussi de la ténacité du métal employé. Il ne paraît guère possible de dépasser dans la pratique la limite de 3 1/2 calibres, sans que les projectiles se brisent en frappant les cuirasses.

Cette longueur, du reste, exigerait déjà une réduction considérable du pas, afin d'imprimer à ces longs projectiles une vitesse de rotation suffisante pour assurer la stabilité relative de leur axe de figure. Cette diminution du pas, qui produirait les mêmes effets qu'une augmentation du poids des projectiles, obligerait aussi de limiter le rapport de la longueur au calibre, et d'autant plus que la ténacité du métal du canon serait plus petite, et la vitesse initiale du projectile plus grande. On pourrait cependant, sans compromettre le canon, donner de 3 à 3 1/2 calibres au projectile, si le métal de ce dernier et de la bouche à feu avait une grande ténacité, comme l'acier fondu de Krupp et l'acier homogène de Witworth, car ce dernier en a construit et tiré contre des cibles cuirassées qui avaient jusqu'à *cinq calibres* de longueur.

On peut admettre que le projectile et le canon du calibre de 279^{mm},4, construits de manière à satisfaire aux conditions précédentes, pourraient percer à 2,000 mètres les cibles cuirassées

gueur, et tiré avec une vitesse initiale de 436 mètres, décrirait aussi une trajectoire de 1,000 mètres dont la flèche serait moitié de celle de l'obus actuel de 4 kil. par la même portée.

Aucun des obus de campagne en usage en Europe n'a encore donné dans son tir une flèche aussi réduite. L'obus actuel, qui donne la flèche la plus petite, est celui de Witworth de 4^k,50, dont la vitesse est de 370 mètres. Cependant il paraîtrait que l'obus de MM. Mathei et Rossi, — dont le tracé et les résultats du tir sont tenus secrets, — a une trajectoire très-tendue. Il pèserait environ 2^k,0, aurait un diamètre de 62^{mm} et une vitesse de 480 mètres. Cette vitesse considérable pourrait bien être obtenue, car MM. Krupp et Witworth sont parvenus à produire des vitesses qui dépassent de beaucoup 550 mètres.

avec 300^{mm} de fer et se loger dans la muraille de bois, sans atteindre les poids des canons et des projectiles de 330^{mm} actuellement en usage (1).

(1) Il résulte des expériences de tir contre les cibles cuirassées, qui ont été exécutées en Russie en 1869 avec un canon de 279^{mm},4 et un projectile pesant 225 kil. :

Que ce projectile tiré avec la charge de 29^k,50 de poudre prismatique, — qui donne une vitesse initiale de 364^{mm},4 à 47 mètres de la bouche, — perçait une plaque de blindage de 229^{mm} d'épaisseur à 436^m,70 de distance où la vitesse était réduite à 351^m,50. (La perte moyenne de vitesse par 100 mètres était 3^m,40.)

On en a conclu :

Que le même projectile tiré avec la charge de 37^k,50, — qui, avec le nouveau canon russe, donnait une vitesse initiale de 415^m à 47^m de la bouche, — produirait le même effet à 1,814 mètres et aurait par conséquent à cette distance une vitesse de 351^m,50. (La perte moyenne par 100 mètres serait 3^m,50.)

Or, le projectile du même calibre que nous proposons, pesant 275 kilog., sa densité serait 1,25, celle du précédent, dont le poids est 225 kilogr., par conséquent, dans le tir sous les petits angles et à égalité de vitesse initiale, l'espace parcouru par le premier pour arriver à la vitesse 351^m,50 serait 1,25, celui qui a été parcouru par le second. On trouve alors que la vitesse 415 mètres serait réduite à 351^m,50 pour la distance de 2267^m,50 (la perte moyenne par 100 mètres serait 2^m,80) et à 359 mètres pour celle de 2,000 mètres.

L'épaisseur de la plaque que le projectile pourrait percer à cette distance serait, d'après la formule russe :

$$\frac{E}{229} = 125 \left(\frac{359}{391,5} \right)^2 = 1,30$$

d'où

$$E = 1,30 \times 229 = 297^{mm},70.$$

Mais, comme la vitesse initiale du projectile proposé est de 437^m,0 au lieu de 415^m,0, celle qu'il aura à 2,000 mètres sera supérieure à 359^m,0. Si nous supposons la perte moyenne de 3^m,0 par 100^m,0, elle serait 377^m,0 et on aurait pour l'épaisseur E' de la plaque qui serait percée :

$$\frac{E'}{297,7} = \left(\frac{377}{359} \right)^2 = 1,1037$$

d'où

$$E' = 328^{mm},65.$$

La formule pratique — à laquelle je suis arrivé pour déterminer la pénétration d'un projectile dans les plaques — donne des pénétrations un

Ce canon, dont la longueur d'âme serait de 23,5 calibres pèse-rait environ 41,250 kilogr.

peu moindres que l'expérience. Elle paraît donc devoir être employée pour ces recherches, puisque le résultat pratique sera supérieur à celui de la théorie.

Cette formule est :

$$(1)\ldots \qquad E^2 + 1.100\ E = \frac{10\ P\ V^2}{2\ g\ \pi\ R^2}$$

E est l'épaisseur de la plaque en centimètres.
P le poids du projectile en kilogrammes.
R le rayon du projectile en centimètres.
V la vitesse en mètres du projectile, lorsqu'il atteint la plaque.
π le rapport de la circonférence au diamètre.
g l'intensité de la pesanteur $= 9,808$.

En appliquant cette formule aux projectiles de $279^{mm},4$, dont le poids est $P = 225$, le diamètre est $2\,R = 27$ cent. 40, on trouve que :

L'épaisseur E_0 de la plaque percée à $426^m,70$ par le projectile—tiré avec la charge de $29^k,50$ et la vitesse initiale de $364^m,50$, qui donne une vitesse d'arrivée de $351^m,50$, — serait :

$$E_0 = -\ 550 \pm \sqrt{302500 + 23987} = -\ 550 \pm 571,40$$

d'où

$$E_0 = 214^{mm},40$$

l'épaisseur E de la plaque percée à 2,000 mètres, avec le projectile du même diamètre, et pesant $275^k,0$,—qui serait tiré avec la vitesse de $415^m,0$ et arriverait avec une vitesse de $389^m,0$ au but, — serait :

$$E = -\ 550 \pm \sqrt{302500 + 31310} = -\ 550 \pm 577,74$$

d'où

$$E = 227^{mm},40$$

l'épaisseur E' de la plaque percée à 2,000 mètres avec le même projectile, lancé avec la vitesse de $437^m,0$ et qui, au but, en aurait une de $377^m,0$,— —serait :

$$E' = -\ 550 \pm \sqrt{302500 + 34528} = -\ 580 \pm 580,58$$

d'où

$$E' = 305^{mm},80.$$

au lieu de $E' = 328^m,65$ que donne la formule russe.

Ainsi l'on peut admettre que le nouveau projectile de $279^{mm},4$, pesant $275^k,0$ — tiré avec la vitesse de $437^m,0$ — serait redoutable à 2,000 mètres aux navires cuirassés avec une plaque de blindage de 300^{mm} d'épaisseur.

M... de B...

La vitesse initiale de 437 mètres donnerait, par centimètre carré de section, une force vive égale à 4,690 kilogr.

Les poids actuels du canon et du projectile de 330^{mm}, système prussien en acier Krupp, sont 47,500 kilogr. et 370 kilogr., et la force vive par centimètre carré de section est 4,229 kilog.

Le canon pourra donc encore longtemps défier les navires les plus fortement blindés.

Versailles, le 19 avril 1870.

MARTIN DE BRETTES.

Nota. — Nous avons joint à la traduction les planches IV, V et VI, représentant les résultats du tir exécuté au polygone de Tegel, lesquelles ne se trouvent pas dans le mémoire du capitaine de Doppelmair.

Les canons sont désignés en Prusse par le poids en livres prussiennes du boulet sphérique en fonte de leur calibre, et en Angleterre, en pouces anglais.

Nous les avons désignés par leur calibre en millimètres.

Toutes les mesures de longueur, de surface et de poids ont été converties dans le système métrique.

Pendant l'impression des expériences comparatives du tir contre les cibles cuirassées, qui ont été faites au polygone de Tegel, la Prusse et la Russie ont décidé que les calibres des bouches à feu seraient désignés par leur diamètre, estimé en *centimètres*.

Aussi on lit dans la *Gazette de Woss*, du 14 avril 1870, que les bouches à feu prussiennes, désignées jusqu'ici sous la dénomination de

4, 6, 12, 24, 72 et 96 livres,

le seront désormais sous celle-ci :

8c, 9c, 12c, 15c, 21c et 24c.

Les nouveaux canons adoptés sont ceux de 26c et de 28c.

INTRODUCTION

—

Description des canons et des cibles cuirassées.

Ce mémoire est une relation des expériences de tir qui ont été exécutées en 1868, au polygone de Tegel, près de Berlin, avec des canons de gros calibre. C'est un complément au mémoire qui, dans le *Journal militaire*, 1867, — n° 6, — porte le titre suivant : « *Description des expériences de tir de l'artillerie prussienne contre « des cibles, représentant les navires en bois et cuirassés, avec des « canons de 203*^{mm}*,2 (8 pouces) en acier fondu et en bronze.* »

Ce mémoire contient une description succincte des expériences de tir qui ont été exécutées par l'artillerie prussienne, de 1860 à 1867, avec des canons de fort calibre contre des cibles cuirassées. Celles de 1865 montraient que le canon prussien de 203^{mm},2, tiré avec la charge de 8 kilog. de poudre ordinaire prussienne et des projectiles de densité suffisante, était capable de percer, à des distances moyennes, les cibles cuirassées avec les plaques en fer de 114 millimètres d'épaisseur et de la meilleure qualité.

Ces résultats ne résolvaient pas la question des canons, capables de détruire des navires cuirassés avec des plaques de blindages d'épaisseur supérieure ; cependant elle était déjà de 152^{mm} à 239^{mm}, et on se préoccupait de la porter à 279^{mm}. On avait même construit, dans les derniers temps, des navires cuirassés dont la muraille, sous les plaques, était composée de poutres et de fer, et offrait, ainsi, une résistance considérable aux projectiles. Cet accroissement de résistance des navires cuirassés devait naturellement entraîner l'essai de canons plus puissants que le canon de 203^{mm},2. Le gouvernement prussien commanda donc deux canons de 235^{mm},4 et un canon lourd de 209^{mm},2 à l'usine Krupp. Ceux de 235^{mm},4 étaient renforcés par deux rangées de frettes superposées en acier fondu et munis de l'appareil de fermeture cylindro-prismatique-Krupp. La fermeture hermétique du canon n° 2, de 235^{mm},4 était obtenue au moyen de l'anneau *Broadwell*, et celle du canon n° 1 au moyen d'un anneau obturateur placé derrière la charge à chaque coup. Le canon lourd de 209^{mm},2 n'était pas cerclé. Il était muni de l'appareil de fermeture cylindro-prismatique à double coin.

L'augmentation du poids de ce canon de 209^{mm},2 avait pour but de réduire l'effet destructif du recul contre l'affût, qui avait été reconnu trop considérable lorsque le poids du canon était de 6,750 kilog.

Les dimensions principales de ces canons et de leurs projectiles sont réunies dans le tableau suivant :

TABLEAU I.

NOMENCLATURE.	CANON de 235mm,4 n° 1.	CANON de 235mm,4 n° 2.	CANON de 209mm,2 lourd.	CANON de 209mm,2 léger.
Calibre.	235mm,4	235mm,4	209mm,2	209mm,2
Longueur de l'âme, y compris la chambre..	4m,002	4m,002	3m,333	3m,280
Longueur de la partie rayée de l'âme.	2m,929	2m,929	2m,563	2m,693
Longueur de la chambre, y compris le raccordement conique.	1m,073	1m,073	0m,770	0m,687
Longueur totale du canon. .	4m,708	4m,708	3m,923	3m,766
— du pas des rayures	13m,96	15m,23	12m,36	12m,36
Nombre des rayures.. . . .	32	32	30	30
Profondeur des rayures. . .	2mm,9	2mm,9	2mm,6	2mm,6
Largeur des rayures à la chambre.	18mm,9	18mm,9	18mm,3	18mm,3
Largeur des rayures à la bouche.	15mm,2	15mm,2	14mm,2	14mm,3
Diamètre extérieur maximum.	1m,020	1m,020	0m,844	0m,758
Poids du canon avec fermeture.	14650 kil.	14650 kil.	9000 kil.	6750 kil.
Poids moyen des projectiles pleins en fonte dure Gruson..	152,5	152,5	100	100
Poids de l'appareil de fermeture.	600	600	500	500
Poids de l'enveloppe de plomb.	28,5	28,6	22	22
Poids de la charge maxima adoptée..	24	24	11	9

Pendant l'hiver de 1868, ces quatre canons furent transportés au polygone de Tegel, près de Berlin, pour être tirés contre des cibles couvertes de plaques, dont les épaisseurs étaient : 127ᵐᵐ, 152ᵐᵐ, 188ᵐᵐ, 203ᵐᵐ et 229ᵐᵐ.

La cible n° 1, placée à 940 mètres des canons, était couverte de plaques en fer forgé d'une longueur de 5ᵐ,41 sur 0ᵐ,99 de largeur. L'épaisseur de la plaque supérieure était de 127ᵐᵐ, et celle de chacune des deux plaques inférieures de 152ᵐᵐ. Les plaques étaient fixées sur des poutres horizontales en bois de Teak de 254ᵐᵐ d'équarrissage. Vers le milieu de chaque plaque les poutres de bois de Teak étaient séparées, dans toute la longueur de la cible, par des cornières en fer dont les T appuyaient contre la plaque. Les cibles étaient postérieurement recouvertes : partie par deux plaques de fer de 25ᵐᵐ d'épaisseur, partie par une seule de ces plaques. Ces plaques étaient soutenues par des côtes en fer forgé de 254ᵐᵐ d'épaisseur, qui étaient distantes d e 0ᵐ,66 l'une de l'autre. La cible était inclinée sur l'horizon d'environ 80°, et maintenue dans sa position par des poutres en bois armées de fer. Chaque plaque était fixée sur la cible par 17 boulons de 57ᵐᵐ de diamètre, à tête conique, avec écrous et contre-écrous.

Cette cible n° 1 représentait la muraille cuirassée du navire prussien *Frédéric-Charles* (Friedrich Carl).

La cible n° 2, placée à 715 mètres des canons, était couverte de trois plaques en fer forgé de 188ᵐᵐ d'épaisseur sur 4ᵐ,57 de longueur et 0ᵐ 99 de hauteur. Derrière ces plaques se trouvait une muraille formée 1° de poutres horizontales en bois de Teak de 254ᵐᵐ d'équarrissage ; 2° de poutres verticales en chêne de 305ᵐᵐ d'équarrissage ; et enfin 3° de poutres horizontales en chêne de 178ᵐᵐ ; de sorte que l'épaisseur totale de la muraille en bois était de 737ᵐᵐ. Cette cible était également inclinée sur l'horizon de 80°, et maintenue dans cette position par des poutres horizontales et verticales en bois et renforcées de fer.

La cible n° 3, disposée à 470 mètres des canons, était couverte de trois plaques en fer de 4^m,88 de longueur sur 0^m,99 de hauteur. L'épaisseur des deux plaques supérieures était de 203^{mm} et celle de la plaque inférieure de 229^{mm}. Derrière ces plaques se trouvait une muraille de poutres horizontales en bois de Teak de 254^{mm} d'équarrissage ; deux cornières s'appuyaient contre chaque plaque, et le derrière de la cible était recouvert par deux feuilles en tôle de 19^{mm} d'épaisseur chacune. Ces tôles étaient soutenues par des côtes en fer de 254^{mm} d'épaisseur et distantes de 0^m,61. La cible était inclinée sur l'horizon de 80° et maintenue dans cette position par des poutres en fer forgé. Chaque plaque était assujettie sur la muraille de bois avec 18 boulons de 76^{mm} de diamètre, à tête conique, et avec des écrous et contre-écrous. La cible n° 3 représentait la muraille du navire blindé prussien *Le roi Guillaume* (Koenig Wilhelm). Les plaques sortaient des usines de *John Brown*, à Sheffield.

EXPÉRIENCES COMPARATIVES

EXÉCUTÉES EN 1868

AU POLYGONE DE TEGEL, PRÈS BERLIN

CHAPITRE Ier.

EXPÉRIENCES DE TIR POUR DÉTERMINER LA VITESSE INITIALE ET LA
JUSTESSE DE TIR DES CANONS AVEC DIVERSES CHARGES.

Ces expériences avaient pour but de déterminer les charges
maxima avec lesquelles le tir aurait encore une justesse suffisante. Les vitesses initiales ont été mesurées par l'appareil Le
Boulengé, à la distance de 47 mètres de la bouche des canons.

Les vitesses initiales des projectiles du canon de 235^{mm},4 sont
reproduites dans le tableau suivant :

TABLEAU II.

NUMÉROS des coups.	POIDS de la charge en kilogr.	POIDS du projectile en kilogr.	RAPPORT du poids de la charge à celui du projectile	VITESSE initiale en mètres.	VITESSE initiale moyenne en mètres.	DIF-FÉRENCE des charges en kilogr.	DIF-FÉRENCE des vitesses initiales en mètres.
1		152k,8		319m,3	306m,8		
2	15 kil.	152k,7	$\frac{1}{10,2}$	304m,7		1k,5	12m,3 à 16m,5
3		152k,9		304m,4			
4		154k,2		299m,0	302m,6		
1		153k,0		322m,4			
2	16k,5	153k,2	$\frac{1}{9,3}$	343m,0	319m,1	1k,5	9m,8
3		153k,2		322m,0			
1		153k,5		327m,1			
2	18k,0	153k,6	$\frac{1}{8,5}$	327m,3	328m,9	1,5	3m,4
3		153k,8		332m,4			
1		153k,9		332m,9			
2	19k,5	154k,0	$\frac{1}{7,9}$	333m,2	332m,3	1,5	15m,2
3		154k,2		330m,9			
1		154k,2		341m,7			
2	21k,0	154k,3	$\frac{1}{7,3}$	353m,4	340m,5		
3		154k,3		347m,5			

Les vitesses initiales des projectiles pleins, en fonte de Gruzon, tirés avec les canons lourds de 209^{mm},2, sont reproduites dans le tableau suivant :

TABLEAU III.

NUMÉROS des coups.	POIDS de la charge en kilogr.	POIDS des projectiles en kilogr.	RAPPORT du poids de la charge à celui du projectile	VITESSE initiale en mètres.	VITESSE initiale moyenne en mètres.	DIF- FÉRENCE des charges en kilogr.	DIF- FÉRENCE des vitesses initiales en mètres.
1		98^k,6		300^m,0			
2	9 kilog.	98^k,6	$\frac{1}{10,9}$	303^m,2	304^m,7	1 kilog.	16^m,1
3		98^k,6		304^m,9			
1		98^k,9		343^m,9			
2	10 kilog.	98^k,9	$\frac{1}{9,9}$	349^m,9	317^m,8	1 kilog.	10^m,1
3		98^k,9		349^m,7			
1		98^k,9		326^m,6			
2	11 kilog.	99^k,4	$\frac{1}{9,0}$	328^m,7	327^m,9		
3		99^k,4		328^m,4			

Les vitesses initiales des projectiles pleins, en fonte de Gruzon, tirés avec le canon léger de 209^{mm},2, sont données dans le tableau suivant :

TABLEAU IV.

NUMÉROS des coups.	POIDS de la charge en kilogr.	POIDS du projectile en kilogr.	VITESSE initiale en mètres.	VITESSE initiale moyenne en mètres.	RAPPORT du poids des charges à celui du projectile.
1		99^k,10	317^m,4		
2	9 kilog.	99^k,14	318^m,4	345^m,8	$\frac{1}{11}$
3		97^k,14	341^m,7		

On voit ainsi que le canon de 209^{mm},2, dont la longueur de la chambre est moindre que pour le canon lourd, donne, à égalité de charges et de projectiles, une vitesse initiale supérieure de 14 mètres à celle de ce dernier canon. On a déterminé la justesse de tir, en tirant le canon de 235^{mm},4 : 1° à 900 mètres contre une cible de 5 mètres de hauteur et de largeur, et 2° sous l'angle de

6° sur le terrain horizontal. Dix coups ont été tirés contre cette cible avec chaque charge, et cinq sur le terrain horizontal. Le résultat de ce tir est contenu dans les deux tableaux suivants :

TABLEAU V.

Tir contre la cible à 900 mètres de distance.

CHARGE en kilogrammes.	ANGLE DE TIR.	ÉCART MOYEN par rapport au point d'impact moyen	
		Horizontal en mètres.	Vertical en mètres.
45^k,0	2° 58′	0^m,579	0^m,483
46^k,5	2° 40′	0^m,464	0^m,472
48^k,0	2° 26′	0^m,305	0^m,478
49^k,5	2° 48′	0^m,328	0^m,597
21^k,0	2° 44′	0^m,559	0^m,724

TABLEAU VI.

Tir dans une plaine horizontale sous l'angle de 6°.

CHARGE en kilogrammes.	DISTANCE moyenne en mètres.	ÉCART MOYEN par rapport au point d'impact moyen	
		des portées en mètres.	des déviations latérales en mètres.
45^k,0	4790^m	42^m,8	0^m,96
46^k,5	4908	27^m,9	3^m,07
48^k,0	2043	48^m,4	2^m,52
49^k,5	2466	30^m,7	4^m,20
21^k,0	2234	26^m,5	0^m,87

Ces tableaux montrent que le canon de 235^{mm},4, tiré avec la charge maxima de 21 kilog. de poudre prussienne, possède une grande justesse de tir. Cette charge donnant une vitesse initiale d'environ 347^{mm},5, qui est suffisante pour traverser les cuirasses, a été adoptée comme maximum. Les expériences de tir contre les cuirasses avec les canons lourds de 209^{mm},2, ont été faites avec une charge maxima de 11 kilog.

CHAPITRE II.

TIR CONTRE DES CIBLES CUIRASSÉES.

(31 mars 1868.)

Le tableau suivant contient les données relatives des divers coups tirés et leurs résultats.

TABLEAU VII.

Numéros des coups.	CHARGE en kilogr.	PROJECTILE.			DISTANCE du canon à la cible.	VITESSES FINALE.	FORCE VIVE ou travail du projectile en frappant la cible en $\frac{k^{TS}}{2g}$	DEMI-FORCE VIVE ou tonnes-mètres par centimètre carré de la section circulaire du projectile $\frac{T S}{2g \times K^2}$	PARTIES ATTEINTES DE LA CIBLE. — EFFET DES PROJECTILES.
		DÉSIGNATION.	MÉTAL.	POIDS en kilogr.					
1	140,2	Plein.	Fonte dure de Grusou.	90r,4	940 mèt.	A peu près 304m,5	570	1,37	Plaque supérieure de 152mm; le projectile a traversé la plaque et est resté dans la muraille de bois.
2	Id.	Obus.	Acier Krupp.	94r,7	Id.	Id.			Le projectile a manqué la cible.
3	Id.	Id.	Id.	94r,6	Id.	Id.			Le projectile a touché la cible en ricochant; il n'a produit aucun effet destructif.
4	Id.	Id.	Id.	94r,8	Id.	Id.			Ce projectile a touché comme le projectile ci-dessus, et conséquemment idem.

5	De 140r,1	Plein.	Fonte dure de Grusou.	439r,5 940 mèt.	A peu près 305,5	775	4,79	Le projectile a traversé.
6	Id.	Id.	Id.	489r,2 Id.				Le projectile a touché la plaque de 430mm, a traversé toute la cible en richochant et est resté dans le bois, de sorte que la pointe sortait de 200mm.
7	Id.	Obus.	Acier Krupp.	439r,5 716 mèt.				Le projectile a touché la plaque de 47mm, l'a traversée et est resté dans le bois.
8	Id.	Id.	Id.	439r,8 Id.				Le projectile a manqué la cible.
9	Id.	Id.	Acier de All.	442r,3 Id.				Le projectile a touché la plaque de 175mm,5 sans la traverser.
10	Id.	Id.	Id.	442r,5 Id.				
11	Id.	Plein.	Acier Krupp.	464r,3 670 mèt.	A peu près 330,7	900	9,05	Le projectile a touché la plaque de 508mm,3, l'a traversée, est entré dans le bois à une profondeur de 38mm.

Ainsi sur onze coups tirés le 31 mars, cinq seulement ont atteint la cible, savoir : les coups 1, 6, 8, 10 et 11, qui peuvent seuls être pris en considération. Nous allons examiner en détail leurs effets respectifs.

1er *coup*. — Le projectile de 209^{mm},2 en fonte de Gruson a touché la plaque de 127^{mm} à la distance de 940 mètres, l'a traversée et est entré de 229^{mm} dans la muraille de bois. Le projectile y est resté engagé de manière que son culot dépassait la face antérieure de la plaque de 89^{mm}.

6e *coup*. — Le projectile de 235^{mm} 4 plein, en fonte dure, a rencontré la plaque de 152^{mm},4 à la distance de 940 mètres, l'a traversée ainsi que la muraille de bois et la tôle postérieure de la cible, mais de manière que sa pointe dépassait cette tôle de 305^{mm}, et que son culot y restait engagé. Le projectile a rencontré la cible en un endroit spécialement résistant, et a été dévié de sa direction primitive. Quoique cette circonstance ait diminué la force de percussion du projectile, il a néanmoins pénétré dans la muraille d'environ la moitié de sa longueur. On peut donc admettre que le projectile de 235^{mm},4 avec un léger accroissement de vitesse ou de force vive, traverserait la plaque de 152^{mm},4 et une muraille de bois de grande résistance. Le projectile trouvé dans la cible était presque intact, seulement l'enveloppe de plomb était en partie détachée et en partie adhérente. Les bords du culot du projectile étaient partiellement dégradés. Ces dégradations peuvent s'expliquer par la différence qui existe entre le diamètre du trou produit dans la plaque et celui du culot du projectile ; car le diamètre du trou était de 229^{mm}, et par conséquent inférieur à celui de l'enveloppe en plomb et du culot, qui devaient, nécessairement, éprouver une certaine résistance en traversant la plaque et, par suite, se dégrader.

8e *coup*. — L'obus de 235^{mm},4 en acier Krupp, tiré à la distance de 715 mètres contre la cible n° 2, couverte d'une plaque de 177^{mm},8, l'a traversée et a pénétré de 406^{mm} dans la muraille de bois, de manière que le culot dépassait de 90^{mm} la face antérieure de la plaque. Il restait donc encore à traverser 331ᵐᵐ de la muraille dont l'épaisseur était de 737ᵐᵐ. Ainsi le projectile a traversé la plaque du milieu à sa partie supérieure, et refoulé de 50ᵐᵐ le bas de la plaque située au-dessus, ce qui a consommé une partie considérable de la force vive. L'obus chargé n'a pas fait explosion, et cette circonstance mérite d'être prise en considération; car l'opinion générale, en Prusse, était qu'un obus chargé devait éclater par l'effet du choc contre la plaque de fer! Ce raté peut être attribué à une couche d'huile qui couvrait les parois de la chambre du projectile, si l'on admet que l'inflammation de la charge explosive est produite par le frottement des grains de poudre contre ces parois (1).

10ᵉ *coup.* — L'obus en acier de l'usine de All, en Norwége, tiré à 715 mètres de distance contre la cible nº 2, couverte d'une plaque de 177ᵐᵐ,4, y a produit un enfoncement de 100ᵐᵐ et a éclaté. La tête du projectile, qui a été retrouvée en avant de la cible, était fortement aplatie et étoilée.

11ᵉ *coup.* — Le projectile plein en acier fondu Krupp, tiré à la distance de 470 mètres contre la cible nº 3, a touché la plaque du milieu épaisse de 203ᵐᵐ,2 ; l'a traversée ; a pénétré de 38ᵐᵐ dans la muraille de teak ; a voilé la plaque de 80ᵐᵐ ; a arraché un morceau de la plaque, attenant au trou percé, et l'a fait pénétrer de 152ᵐᵐ dans la cible ; puis a brisé deux côtes et courbé fortement la tôle postérieure de la muraille de bois.

Ces résultats de tir montrent l'insuffisance de ces canons contre les navires cuirassés actuels, car le projectile de 209ᵐᵐ,2 ne traversait pas la cible munie de plaques de 127ᵐᵐ,0 à la distance de 940 mètres ; et celui de 235ᵐᵐ,4, qui, à la même distance, tra-

(1) Cette explication ne me paraît pas suffisante, car il résulte de mes études sur cette question que la cause principale de l'inflammation de la charge intérieure de poudre est la chaleur dégagée par la compression de l'air, laquelle est produite par le transport en avant de la poudre, qui se comporte comme un piston compresseur.

M... de B...

versait la cible couverte de plaques de 152^{mm},4, conservait une très-faible vitesse.

Le projectile de 235^{mm},4, à 715 mètres de distance, ne traversait pas la cible couverte d'une plaque de 177^{mm},8 d'épaisseur et à 470 mètres celle qui l'était avec des plaques de 203^{mm},2. Or, dans un combat naval, les projectiles auront rarement une direction aussi favorable que dans les expériences précédentes, pour percer les plaques. On peut donc admettre que le canon de 235^{mm},4, même à de moyennes distances, serait inefficace contre des navires cuirassés avec des plaques dont l'épaisseur serait de 177^{mm},8, 203^{mm},2 et 223^{mm},6.

Le canon de 235^{mm},4, dans les conditions de tir précédentes, ne satisfait donc pas à celles qui sont nécessaires au service de l'artillerie des côtes et de la marine.

CHAPITRE III.

EXPÉRIENCES POUR AUGMENTER LES VITESSES INITIALES DES PROJECTILES DE 235^{mm},4 ET 209^{mm},2.

Le moyen le plus simple d'augmenter l'effet des projectiles de 235^{mm},4 et 209^{mm},2, tirés contre des navires cuirassés, paraissait consister dans un accroissement de leur vitesse initiale, sans altérer la justesse du tir. Aussi, a-t-on, pour atteindre ce résultat, expérimenté les trois moyens suivants, savoir :

1° L'augmentation de la charge de poudre prussienne;

2° La réduction de la résistance à la pénétration de l'enveloppe de plomb dans les rayures;

3° L'adoption d'une poudre brûlant plus rapidement, et par conséquent mieux utilisée.

Augmentation de la charge de poudre.

Dans le tir précédent avec des projectiles pleins de 152^{kil},5 et 100 ^{kil},0, les vitesses initiales étaient les suivantes :

Avec le canon de 235^{mm},4 :

Charge en kilogrammes.	15^k,0	16^k,5	18^k,0	19^k,5	21^k,0
Vitesse initiale en mètres.	306^m,8.	319^m,1	328^m,9	332^m,3	347^m,5

Avec le canon de 209^{mm},2 :

Charge en kilogrammes..	9^k,0	10^k,0	11^k,0
Vitesse initiale en mètres..	301^m,7	317^m,8	327^m,9

Dans les nouvelles expériences de tir, les vitesses initiales ont été les suivantes :

Avec le canon de 235^{mm},4 :

Charge en kilogrammes..	19^k,5	21^k,0	22^k,5	24^k,0	25^k,0
Vitesse initiale en mètres.	342^m,9	345^m,9	350^m,2	349^m,5	362^m,2

Avec le canon de 209^{mm},2 :

Charge en kilogrammes.	11^k,0	12^k,0	12^k,5
Vitesse initiale en mètres.	330^m,9	333^m,9	336^m,5

Ces vitesses initiales sont les moyennes de trois coups pour chaque charge. Les résultats des deux séries d'expériences de tir ont été représentés graphiquement et rectifiés par une courbe. Les vitesses initiales du canon de 235^{mm},4, ainsi rectifiées, sont groupées dans le tableau suivant :

TABLEAU VIII.

POIDS de la charge en kilogr.	POIDS du projectile en kilogr.	RAPPORT du poids de la charge à celui du projectile.	VITESSE INITIALE en mètres.	DIFFÉRENCE entre les charges en kilogr.	DIFFÉRENCE des vitesses initiales en mètres.
15^k,0		$\frac{1}{10,2}$	309^m,2		
16^k,5		$\frac{1}{9,3}$	320^m,2	1^k,5	11^m,0
18^k,0	De 153	$\frac{1}{8,5}$	329^m,6	1^k,5	9^m,4
19^k,5	à	$\frac{1}{7,9}$	337^m,5	1^k,5	7^m,9
21^k,0	154	$\frac{1}{7,3}$	344^m,5	1^k,5	7^m,0
22^k,5		$\frac{1}{6,8}$	351^m,0	1^k,5	6^m,5
24^k,0		$\frac{1}{6,4}$	356^m,9	1^k,5	5^m,9
25^k,0		$\frac{1}{6,1}$	361^m,0	1^k,0	4^m,1

Ce tableau montre que les vitesses initiales croissent avec les charges de poudre prussienne, mais que les accroissements des vitesses sont moins rapides que ceux des charges.

La justesse de tir des deux canons de 235^{mm},4 avec les différentes charges a été déterminée pour la distance de 900 mètres en tirant contre la cible.

Les écarts absolus moyens, ou les moyennes des sommes des écarts absolus, pour chaque charge, par rapport au point d'impact moyen, sont contenus dans le tableau suivant :

TABLEAU IX.

CHARGE.	ÉCARTS ABSOLUS MOYENS		MOYENNE des.
Poudre prussienne en kilogrammes.	Canon de 235ᵐᵐ,4 Nᵒ 1. Angle des rayures 3° en mètres.	Canon de 235ᵐᵐ,4 Nᵒ 2. Angle des rayures 2 ⅖° en mètres.	écarts absolus moyens des deux canons en mètres.
15ᵏ,0	0ᵐ,516	0ᵐ,531	0ᵐ,623
16ᵏ,5	0ᵐ,610	0ᵐ,902	0ᵐ,756
18ᵏ,0	0ᵐ,610	0ᵐ,239	0ᵐ,424
19ᵏ,5	0ᵐ,650	0ᵐ,460	0ᵐ,555
21ᵏ,0	0ᵐ,589	0ᵐ,635	0ᵐ,642
22ᵏ,5	0ᵐ,546	0ᵐ,894	0ᵐ,720
24ᵏ,0	1ᵐ,064	0ᵐ,991	1ᵐ,027
25ᵏ,0	1ᵐ,016	0ᵐ,762	0ᵐ,889

Ce tableau montre que la justesse de tir commence à diminuer avec la charge de 22ᵏⁱˡ.,5 ; cette dernière a donc été prise pour maximum dans les expériences suivantes :

Le canon lourd de 209ᵐᵐ,2, tiré avec la charge de 12 kilog., a donné une justesse de tir satisfaisante ; mais, au sixième coup, le coin antérieur du *coin double* se brisa. Cet accident fit réduire la charge maxima à 11 kilog., rejeter ce coin et adopter le *coin simple* de M. Krupp pour les canons des côtes, qui doivent tirer avec de fortes charges.

2° *Réduction de la résistance à la pénétration du plomb dans les rayures.*

Pour expérimenter le second des moyens proposés pour augmenter la vitesse initiale, on a tiré dans le canon de 235ᵐᵐ,4, avec la charge de 22ᵏⁱˡ.,5, des projectiles dont on avait enlevé les 2°, 5° et 8° renflements de plomb. Les renflements, le 1ᵉʳ, 3° et 6°, restaient seuls pour guider le projectile dans les rayures. La vitesse moyenne de 8 coups tirés dans ces conditions a été de 345ᵐ,5, et par conséquent inférieure de 5ᵐ,5 à celle des projectiles ordinaires. Ce résultat doit, sans doute, être attribué au hasard ; mais il montre que le nombre des renflements de l'enveloppe en plomb est sans influence sensible sur la vitesse initiale. L'écart moyen a été très-considérable pour ce tir, car il s'est élevé à $11^{mm},18$. La réduction de la résistance à la pénétration du plomb dans les rayures pour augmenter la vitesse initiale, paraît donc peu efficace.

3° *Poudre d'une combustion vive.*

La poudre anglaise à gros grains, qu'on s'était procurée en grande quantité pour le tir du canon de Woolwich, permettait d'étudier l'influence des poudres à combustion vive sur la vitesse initiale. Le tir du canon $235^{mm},4$ n° 2 avec des charges de $19^{kil},5$ en poudre anglaise et en poudre prussienne, a donné les vitesses initiales suivantes :

Avec la poudre anglaise . . . . . . $353^m,9$;

Avec la poudre prussienne. . . . . $335^m,4$.

La différence en faveur de la poudre anglaise est de $18^m,5$. Il faudrait employer une charge de poudre prussienne de $23^{kil},25$ (tableau VIII) pour obtenir cette vitesse initiale de $353^m,9$.

La visite du canon, après ces expériences de tir, fit reconnaître deux criques sur les bords du logement de la plaque d'obturation. On n'a pu constater : si elles existaient avant ces expériences de tir et étaient le résultat des précédentes, ou si elles provenaient de la poudre anglaise. Outre ces criques, on put constater : une crique sur la partie antérieure de l'écrou de la vis de fermeture ; la flexion de la plaque d'obturation, et le refoulement du métal du coin derrière cette plaque. Ces dégradations ont paru assez graves pour faire rejeter l'emploi des poudres vives (1).

Ainsi toutes ces expériences, faites pour étudier les moyens d'augmenter la puissance des canons prussiens contre des cibles

(1) Tous ces défauts de la fermeture Krupp sont maintenant évités par les modifications apportées à la construction de la vis de fermeture et à la section transversale du coin.

cuirassées, n'ont donné d'autre résultat utile qu'une augmentation de 6ᵐ,1 pour la vitesse initiale.

Le tir comparatif entre les canons de Woolwich de 228ᵐᵐ,6 et
de 235ᵐᵐ,4 prussien contre les cibles cuirassées, a montré que le
premier avait une supériorité marquée sur le second. On a donc
recherché activement les moyens efficaces d'augmenter la puissance des canons prussiens. La comparaison des projectiles de la
Prusse et de Woolwich détermina d'abord plusieurs modifications
heureuses dans le tracé des premiers. Puis les expériences faites
en Russie avec de la poudre prismatique, qui démontraient la
possibilité d'obtenir des vitesses initiales considérables sans nuire
à la solidité du canon et à la justesse du tir, permirent d'obtenir
les résultats vainement cherchés avec la poudre prussienne.

CHAPITRE IV.

PREMIER TIR COMPARATIF ENTRE LE CANON DE WOOLWICH DE 228ᵐᵐ,6 ET LE CANON PRUSSIEN DE 235ᵐᵐ,4

On acheta en Angleterre, pour faire ces expériences de tir, un
canon de Woolwich de 228ᵐᵐ,6 (9 pouces), se chargeant par la
bouche. Ce canon, en fer forgé, avait une âme en acier, et était
fabriqué par le procédé d'Armstrong. Il avait six rayures, dont
le pas diminuait en allant vers la bouche. Les projectiles étaient
munis de deux couronnes de boutons en bronze, chacune de six.
Les boutons de la couronne antérieure avaient un diamètre plus
petit que ceux de derrière.

Le canon de Woolwich lançait des obus Palliser dont le
rayon de l'ogive était de 1½ calibres. L'état du métal des obus de
Palliser et de Gruzon était très-différent, car les premiers étaient
en fonte très-dure, et les seconds seulement durcis par la trempe
jusqu'à une certaine profondeur. Les principales dimensions

de ce canon de Woolwich sont données dans le tableau ci-dessous :

TABLEAU X.

Calibre du canon.	228^{mm},6
Profondeur des rayures.	4^{mm},57
Largeur.	38^{mm},1
Pas des rayures.	De 8 à 40^m,287
Longueur de l'âme.	3^m,488
— de la partie rayée.	2^m,642
— totale, sans le bouton de culasse.	3^m,734
— totale du canon, avec le bouton.	3^m,962
Diamètre extérieur maximum.	0^m,994
— à la bouche.	0^m,470
Poids du canon.	43,400 kil.
Prépondérance.	400 kil.
Poids du projectile chargé.	443^k,5
— de la charge explosive.	4^k,23
Longueur du projectile.	0^m,543
— de la tête du projectile.	0^m,254
Rayon de l'ogive.	354^{mm},0
Diamètre du projectile dans sa partie cylindrique.	226^{mm},6
Poids de la charge de poudre.	49^k,5
Longueur de la gargousse.	584^{mm},0
Diamètre de la gargousse.	204^{mm},0
Vitesse initiale approximative du projectile.	404^m,0

Pour éviter les dégradations de l'âme, que les gaz de la poudre auraient pu produire en passant entre elle et le projectile, l'on a fait usage d'un obturateur qu'on plaçait entre le projectile et la gargousse. Cet obturateur était composé d'un vase cylindrique en tôle mince de laiton, de 51 millimètres de hauteur et ouvert à l'une de ses extrémités, qui était rempli avec un mélange de cire, de suif et d'étoupes. La surface de ce mélange, qui devait être tournée du côté de la charge, était évidée pour loger la tête de la gargousse, et recouverte avec une feuille d'étain. La pression des gaz de la poudre contre cette concavité, au moment du tir, devait augmenter le diamètre de la partie cylindrique de l'obturateur et le forcer de s'appliquer contre les parois de l'âme.

On avait pris des dispositions spéciales contre un éclatement subit et imprévu de ce canon de Woolwich. A cet effet on avait pratiqué un petit trou cylindrique dans l'épaisseur du métal qui renforçait l'âme d'acier. Ce canal était destiné à donner issue aux gaz de la poudre qui s'échapperaient par les fissures de l'âme d'acier, dont l'éclatement aurait nécessairement précédé celui du canon. Cette fuite de gaz devait déterminer la mise hors de service du canon.

Nous reviendrons ultérieurement sur l'utilité de ce petit canal de sûreté, lorsque nous discuterons les systèmes des deux canons mis en expérience.

La poudre anglaise à gros grain, employée dans le canon de Woolwich, était composée comme il suit, d'après l'analyse faite à Berlin :

Salpêtre . . . . 76,69.
Soufre . . . . 8,84.
Charbon de bois . . . . 14,76.

Elle contenait en outre une quantité notable de résine, employée pour le lissage des grains de poudre.

Les expériences de tir exécutées en Angleterre avaient montré que cette poudre était très-brisante. Mais on était obligé de l'employer avec le canon de Woolwich, pour obtenir une vitesse initiale suffisante, à cause de sa petite longueur d'âme.

Le tir contre la cible cuirassée avec ce canon fut précédé d'expériences destinées à déterminer la vitesse initiale et la justesse.

La vitesse initiale moyenne, à 47 mètres des canons, des projectiles de 113$^{kil.}$,5, tirés avec 19$^{kil.}$,5 de poudre anglaise a été de 404 mètres.

Cette valeur est sensiblement celle que l'artillerie anglaise avait trouvée avec le même canon. On a pris pour vitesses initiales celles des projectiles à 47^m de la bouche des canons de Woolwich et de Prusse.

Le tir, à 900 mètres, contre une cible en bois de 5 mètres de hauteur sur 5 mètres de largeur, a donné les résultats suivants :

Écart maximum . . .	vertical . . .	1^m,727.
	horizontal . .	1^m,575.
Écart moyen relatif au	vertical . . .	0^m,711.
point d'impact . . .	horizontal . .	0^m,991,

Ce résultat doit être regardé comme satisfaisant pour le canon de Woolwich, se chargeant par la bouche, mais ne suffit pas pour apprécier sa justesse de tir, car il résulte de quatre coups.

Des expériences ultérieures et plus étendues ont conduit à des conclusions mieux fondées sur la justesse de tir des canons des deux systèmes anglais et prussien.

Les premières expériences comparatives de tir contre des cibles cuirassées ont été exécutées le 2 juin.

On a tiré le canon prussien de 235^{mm},8 avec 22$^{kil.}$,5 de poudre prussienne et des projectiles de 152$^{kil.}$,5 ; la vitesse initiale moyenne a été de 351 mètres.

Le canon de Woolwich de 228^{mm},6 a été tiré avec 19$^{kil.}$,5 de poudre anglaise et des projectiles de 113$^{kil.}$,5 ; la vitesse initiale a été de 404 mètres ; les obus n'étaient pas chargés. On a tiré avec le canon de Woolwich 4 coups, savoir :

Un coup à 940 mètres contre la cible cuirassée n° 1, couverte de plaques de 152^{mm},4 ;

Deux coups à 715 mètres contre la cible n° 2, couverte d'une plaque de 177^{mm},8 ;

Un coup à 470 mètres contre la cible n° 3, couverte d'une plaque de 203^{mm},2.

Ces projectiles ont atteint les cibles à des endroits intacts, et les ont complétement traversées. Les obus Palliser se brisaient ; une partie des éclats du projectile continuait son mouvement au delà de la cible, tandis que l'autre était arrêtée par le bois. Ces derniers éclats ont été retrouvés en avant de la cible.

On a tiré deux coups avec le canon prussien de 235^{mm},8, savoir :

Un coup à 470 mètres avec un projectile Gruson, qui a frappé la cible n° 3, couverte d'une plaque de 203^{mm},2, l'a traversée et a pénétré de 190^{mm}, dans la muraille en bois, de manière que son culot dépassait de 102^{mm} la face antérieure de la plaque. Le projectile est resté dans la cible, et son culot présentait quelques fentes ;

Un coup à 940 mètres avec un deuxième projectile Gruson, qui rencontra la cible n° 1, couverte d'une plaque de 127^{mm},0, la traversa de part en part et se brisa en trois morceaux ; deux ont été retrouvés à 850 mètres au delà de la cible.

Le résultat de ces expériences et de celles du 31 mars montrait que, dans le tir contre des cibles cuirassées, le canon de Woolwich avait une supériorité incontestable sur celui de 235mm,8 de la Prusse. En effet, les projectiles de Krupp et de Gruson perçaient à peine la cible couverte d'une plaque de 152mm,4 et étaient impuissants contre des cibles cuirassées avec des plaques de 177mm,8 et de 203mm,2, tandis que les obus de Palliser traversaient complétement toutes les cibles. Les projectiles de Gruson, en frappant les plaques, ne se brisaient pas toujours, et donnaient seulement deux ou trois éclats, lorsque leur rupture avait lieu. Les projectiles de Krupp ne se brisaient pas, mais se refoulaient un peu, tandis que ceux de Palliser produisaient de nombreux éclats. La supériorité du canon Woolwich ne résidait donc pas dans la qualité du métal des projectiles employés. Elle devait plutôt être attribuée à la plus grande vitesse initiale obtenue avec le canon anglais, et à un tracé des projectiles plus favorable au percement des plaques.

Si l'on suppose, en effet, que la résistance du fer forgé au percement soit indépendante de la vitesse du projectile, et que la direction de l'axe de ce dernier soit celle de cette résistance, on trouve que la pénétration de deux projectiles différents sera proportionnelle à la force vive, par unité de surface de la section transversale, qu'ils posséderont au moment du choc.

La vitesse des projectiles au moment du choc n'a pas été mesurée. On a donc été réduit, ce qui était moins exact, à comparer les forces vives à 47m des canons, distance où la vitesse avait été antérieurement mesurée. Le projectile de 152 kilog., tiré avec le canon prussien, avait, à 47m, une vitesse de 354 mètres et une demi-force vive de 2,21 tonnes-mètres par centimètre carré de section transversale.

Le projectile de 113 kilog., tiré avec le canon de Woolwich, avait, à 47m, une vitesse de 404 mètres et une demi-force vive de 2,34 tonnes-mètres par centimètre carré de section transversale.

Le rapport de ces forces vives est celui de 1 à 1,06 ou 0,943, qui diffère très-peu de l'unité. On ne peut donc attribuer la supériorité du canon de Woolwich à celle de la force vive de son projectile. La cause de l'infériorité du canon prussien semblerait plutôt résider dans l'influence nuisible de l'enveloppe de plomb, et dans la différence des tracés des deux projectiles. Si l'on y a égard, on reconnaît que le rapport précédent des forces vives doit être en faveur du canon de Woolwich.

En effet, quand un projectile atteint la plaque, une partie de sa force vive est consommée pour vaincre la résistance du métal, et une autre est inutilement perdue pour altérer la forme du projectile. Celui-ci doit donc être tracé, eu égard à la nature du métal employé, de manière que la force vive perdue pour modifier sa forme soit minima.

Ainsi, un projectile en plomb, frappant contre les plaques en fer, consommerait presque toute sa force vive pour sa déformation et l'effet utile contre la plaque serait presque nul.

Les projectiles, en fonte ordinaire ou en fer forgé, produisent plus d'effet contre les plaques; cependant, le refoulement du métal et leur rupture consomment encore une partie considérable de leur force vive. Néanmoins, la perte de force vive, provenant de ces causes, est presque nulle lorsque les projectiles sont en fonte dure ou en acier trempé, métaux dont la densité et la ténacité sont considérables.

Mais les projectiles du système prussien ne sont pas uniquement fabriqués avec un de ces deux métaux : ils sont recouverts d'une enveloppe de plomb dont le poids est environ $\frac{1}{8.4}$ de celui du projectile.

On doit donc considérer les effets de l'un d'eux comme la résultante de ceux que produiraient deux projectiles lancés contre la plaque, dont l'un serait en plomb et pèserait $28^k,5$, et l'autre, en acier ou en fonte dure, pèserait $124^k,0$. L'enveloppe en plomb, au moment du choc contre la plaque, subit les mêmes altérations de forme que si elle était un projectile réel, et perd ainsi inutilement la plus grande partie de sa force vive. On peut donc, sans erreur sensible, calculer la force vive d'un projectile muni d'une enveloppe de plomb, abstraction faite de celle de cette dernière. On trouve alors que la force vive du projectile prussien, par centimètre carré de sa section transversale, est réduite à 1,81 tonnes-mètres, et que le rapport de cette force vive à celle du projectile de Woolwich est réduit à $\frac{1}{1.263}$. Il en résulte que, si le projectile du canon de 235^{mm},8 traverse la cible avec plaque de 152^{mm},4, celui du canon Woolwich doit traverser celles de 194^{mm},6 et de 203^{mm},2 à la même distance. Ces résultats sont assez d'accord avec ceux des expériences.

Le rapport précédent des forces de pénétration des deux projectiles augmente avec la distance, ce qui est en faveur du projectile prussien. Ce résultat provient de la supériorité du poids de ce dernier et de sa moindre vitesse initiale. Cet accroissement de rapport est confirmé par l'expérience, car le projectile de 235^{mm},8 a traversé la plaque de 152^{mm},4 à 940 mètres, tandis que le projectile anglais de 228^{mm},6 ne pouvait traverser la plaque de 203^{mm},2 qu'à la distance de 470 mètres.

La force de pénétration dépend non-seulement de la force vive du projectile par unité de surface de la section transversale, mais aussi de la qualité du métal et de son tracé, comme de nombreuses expériences de tir le confirment.

Le métal des projectiles prussiens, abstraction faite de leur enveloppe de plomb, est d'une qualité supérieure à celle des projectiles anglais ; l'infériorité des premiers doit donc être attribuée à un tracé moins rationnel.

La tête des projectiles Palliser formait une ogive aiguë, dont le profil était déterminé par l'intersection de deux arcs de cercle tangents aux génératrices du cylindre et décrits avec des rayons égaux à 1 et demi calibre ; la longueur de ces rayons était 0^m,254.

La tête des projectiles de Gruson était moins aiguë, parce que, dans les expériences faites pour la déterminer, on n'avait pas attribué une grande importance à cette acuité. Les rayons n'avaient que 0^m,185 de longueur.

La tête des projectiles Krupp était un peu plus aiguë que celle de ces derniers. Le rayon des arcs de cercle avait 0^m,212 de longueur.

Les projectiles, dont la tête était la plus aiguë, d'après les expériences faites antérieurement, en Prusse et en Angleterre, étaient préférables, non-seulement sous le rapport de la résistance, mais encore de la force de pénétration.

Le diamètre des projectiles prussiens était inférieur au calibre de 10^{mm} vers la naissance de la tête et de $3^{mm},8$ au culot ; aussi le projectile, en pénétrant dans la plaque, ne pouvait-il y produire qu'un trou dont le diamètre était seulement celui de la tête ; de sorte que l'enveloppe de plomb et le culot du projectile, dont les diamètres étaient plus grands, devaient éprouver une grande résistance à traverser la plaque. L'arrachement partiel du bord du culot, la déformation de l'enveloppe en plomb et son échauffement considérable, après avoir traversé la plaque, confirment ces considérations théoriques.

La tête des projectiles Palliser se raccorde graduellement avec le corps du projectile, et la résistance à la pénétration, causée par les boutons de bronze, est incomparablement moindre que celle qui est produite par l'enveloppe de plomb dont la longueur est considérable, et par le culot.

L'établissement rationnel des relations qui existent entre la force de pénétration des projectiles, leur forme, la qualité du métal, la vitesse initiale et les résultats du tir, présente de si grandes difficultés que l'on ne peut admettre comme rigoureuses les considérations théoriques qui précèdent. Cependant, comme les expériences ultérieures ont confirmé en partie nos hypothèses, nous pensons que l'on peut établir les règles suivantes, pour augmenter l'effet des projectiles prussiens contre les cibles cuirassées :

1° Augmenter la vitesse initiale des projectiles, et par suite leur force vive lorsqu'ils frappent la plaque ;

2° Réduire le poids de l'enveloppe de plomb, et par suite la perte de force vive au moment du choc contre la plaque ;

3° Augmenter la longueur et le diamètre de la tête des projectiles pour faciliter leur pénétration dans les cibles cuirassées.

CHAPITRE V.

1° *Augmentation de la vitesse initale des projectiles.*

Les expériences faites jusqu'alors pour reconnaître l'influence de l'augmentation de la charge de poudre ordinaire prussienne avaient démontré l'impossibilité d'atteindre le but désiré par ce moyen ; car la vitesse initiale augmentait très-peu et la justesse du tir diminuait quand la charge de poudre ordinaire prussienne augmentait au delà de certaines limites (tableaux VIII et IX).

Des expériences, exécutées en Russie et dans l'usine de M. Krupp avec de la poudre prismatique et l'inflammation centrale, avaient donné d'importants résultats. Elles démontraient la possibilité d'obtenir de grandes vitesses initiales avec une pression maxima des gaz qui, à égalité de poids des charges de poudre, était inférieure à celle que donnait la poudre ordinaire. Ces résultats étaient très-importants, car ils augmentaient relativement la résistance des canons en acier, renforcés de cercles.

Ces expériences firent modifier l'un des deux canons de $235^{mm},4$ (le n° 2), de manière que l'inflammation y fût centrale et dirigée dans l'axe de l'âme. La lumière fut donc percée dans le coin de fermeture et l'on tira le canon ainsi modifié, avec des charges de poudre prismatique.

Le tableau XI et la planche 1 représentent les vitesses des projectiles obtenues à 47 mètres de la bouche du canon.

TABLEAU XI.

POIDS de la charge de poudre prismatique en kilogrammes.	POIDS du projectile en kilogr.	RAPPORT du poids de la charge à celui du projectile.	VITESSE initiale en mètres.	DIFFÉRENCE des charges en kilogr.	DIFFÉRENCE des vitesses initiales en mètres.
21^k,0	152^k,5	$\frac{1}{7,3}$	365^m,4	1^k,5	14^m,1
22^k,5	152^k,5	$\frac{1}{6,8}$	379^m,2	1^k,5	12^m,8
24^k,0	152^k,5	$\frac{1}{6,4}$	392^m,0		
24^k,0	134^k,0	$\frac{1}{5,5}$	416^m,4		
24^k,0	125^k,0	$\frac{1}{5,1}$	430^m,7		

La comparaison des nombres de ce tableau avec ceux du précédent (VIII) et celle des courbes des vitesses (planche 1) montrent que la poudre prismatique, à égalité de poids des charges et des projectiles, non-seulement donne des vitesses initiales beaucoup plus grandes que la poudre prussienne, mais encore des accroissements relatifs de vitesse de plus en plus considérables à mesure que les charges augmentent.

Ces différences sont : 365^m,4 — 341^m,5 = 23^m,6 pour une charge de 21 kilog.; 379^m,2 — 351^m,0 = 28^m,2 pour une charge de 22$^{kil.}$,5; et 392^m,0 — 346^m,9 = 35^m,1 pour la charge de 24 kil.

La comparaison de la dernière colonne de chacun des deux tableaux montre que, pour la même différence de poids des charges, la poudre prismatique donne une variation de vitesse initiale deux fois plus grande que la poudre ordinaire. La justesse de tir avec la poudre prismatique a été constatée par les expériences exécutées pendant quatre jours différents, avec la charge maxima de 24 kilogr. et des projectiles en fonte de Gruson, à tête et enveloppe de plomb ordinaires. La cible avait cinq mètres de hauteur sur autant de largeur, et était placée à 900 mètres de la bouche du canon.

Les résultats de ces expériences sont donnés par le tableau suivant :

TABLEAU XII.

NOMBRE des coups.	ÉCART MOYEN		ÉCART MOYEN par rapport au point d'impact		MOYENNE des deux dernières colonnes en mètres.
	vertical en mètres.	horizontal en mètres.	vertical en mètres.	horizontal en mètres.	
6	1^m,016	0^m,630	—	—	0^m,300
10	0^m,994	1^m,575	0^m,239	0^m,470	0^m,3545
10	1^m,435	1^m,334	0^m,335	0^m,394	0^m,3645
10	1^m,072	0^m,917	0^m,384	0^m,243	0^m,2985
Moyenne de 4 jours de tir.	1^m,1285	1^m,114	0^m,349	0^m,329	0^m,329

Ce tableau montre que le canon de 235^{mm},4, tiré avec la poudre prismatique, possède une justesse de tir beaucoup plus grande qu'avec la poudre ordinaire, et que celle du canon de Woolwich. On a déterminé la justesse du tir en calculant les dimensions d'une cible qui serait atteinte par 50 et 99 0/0 des coups tirés, en supposant que son centre soit le point d'impact moyen. Les tables de probabilité donnent pour les valeurs du rapport $\frac{S}{K}$ (S étant la dimension verticale ou horizontale de la cible, et K le double de la déviation probable dans la même direction) $\frac{S}{K} = 1$ pour 50 00, et $\frac{S}{K} = 3,82$ pour 99 0/0. L'écart probable s'obtient en multipliant l'écart moyen par 0,845, et l'on a obtenu les résultats suivants :

1° Pour 50 0/0 des coups sur la cible :

Hauteur de la cible 2. 0,845. 31,9 = 0^m,539 ;
Largeur   id.   2. 0,845. 35,9 = 0^m,667 ;

2º Pour 99 0/0 des coups sur la cible :

Hauteur de la cible 2. 3,82. 0,845. 31,9 $= 2^m,07$;
Largeur   id.   2. 3,82. 0,845. 35,9 $= 2^m,33$.

Avant ces expériences on admettait en Prusse, en se fondant sur celles qui avaient été faites avec le canon de $235^{mm},4$ et différentes charges de poudre (tableau IX), que la justesse de tir diminuait lorsque l'augmentation de la charge dépassait certaine limite.

Comme, à cette époque, les grandes vitesses initiales ne paraissaient pas nécessaires au tir des canons contre des navires cuirassés, la question de la justesse avec de grandes charges de poudre ne fut pas étudiée, et les causes des anomalies observées ne furent pas suffisamment recherchées et éclaircies.

Mais, depuis l'adoption de la poudre prismatique pour les canons de gros calibre, cette question a perdu son importance ; car les expériences ont démontré que les fortes charges de cette poudre donnent des déviations moyennes moindres que celles des projectiles des canons de 4, 6, 12 et 24 animés seulement d'une vitesse de 315 mètres environ. Cette diminution des déviations est surtout sensible dans le sens vertical d'après les tableaux de justesse de tir établis en Prusse.

On admet, en général, que la justesse de tir, à égalité de circonstances, augmente avec le calibre ; mais cette règle ne s'accorde pas avec les tableaux basés sur de nombreuses expériences faites avec les canons prussiens. Celle des canons de gros calibre, tirés avec la poudre prismatique, semblerait donc être le résultat d'un mode plus favorable de combustion.

La combustion de la poudre prismatique produit d'abord une quantité de gaz moindre que la poudre à canon ordinaire, et la pression sur le projectile est ainsi diminuée à l'origine de son mouvement. (Ce résultat est démontré par la valeur de la pression maxima mesurée par l'appareil Rodman.) Le projectile peut donc pénétrer progressivement dans les rayures, et ce mouvement plus régulier doit diminuer l'altération de l'enveloppe de plomb. Cette régularité du mouvement du projectile dans l'âme doit entraîner celle des vitesses initiales et des trajectoires dans l'espace, où la conservation de l'enveloppe de plomb évite les irrégularités qui se produiraient si elle était déchirée.

Les expériences ont mis en évidence cette régularité des vitesses initiales obtenues avec la poudre prismatique, ainsi que la diminution notable des déviations dans le sens vertical, et ont, par conséquent, confirmé les considérations précédentes.

Ainsi, le canon russe de 228^{mm},6 (*Journal d'artillerie russe*, 1868, n° 7), tiré cinq fois avec 19^{kil},5 de poudre prismatique, a donné une vitesse initiale moyenne de 389^m,5; la plus grande des vitesses était de 391^m,7, et la plus petite de 386^m,8.

Dans une autre expérience de tir, la même charge a donné, pour 10 coups, une vitesse initiale moyenne de 406^m,9; la plus grande des vitesses était de 410^m,2 et la plus petite de 406^m,0. La régularité des vitesses initiales, obtenues avec des charges de poudre prismatique, — avec inflammation centrale ou ordinaire, — a aussi été confirmée dans les expériences faites en Prusse. Ainsi le canon de 235^{mm},4, à inflammation ordinaire, tiré avec 24 kilog. de poudre prismatique et un projectile pesant 153^{kil},0, a donné, pour 10 coups, une vitesse initiale moyenne de 392^m,0; la plus grande des vitesses était de 394^m,3 et la plus petite de 389^m,6.

Ces résultats confirment la régularité des effets de la poudre prismatique.

La poudre ordinaire se comporte tout autrement, car le tir du canon de 235^{mm},4 a donné des différences beaucoup plus considérables entre les vitesses initiales. Elles ont atteint jusqu'à 24^m,5. Les différences entre les vitesses moyennes obtenues avec le canon de Woolwich, et mesurées à différents jours, ont été d'environ 15 mètres. La température de l'air avait une influence notable sur les vitesses initiales, obtenues avec la poudre anglaise, car, pendant un jour très-chaud, on a dû diminuer de 16′ l'angle de tir relatif à la distance de 900 mètres, qui avait été employé dans les expériences antérieures. Cette augmentation de vitesse avec la température peut être attribuée à l'enduit résineux des grains de la poudre anglaise, qui se détache par suite de l'élévation de la température et permet à la poudre de brûler plus rapidement.

En résumé, l'emploi de la poudre prismatique, dans sa forme actuelle, avec les canons de gros calibre se chargeant par la culasse, donne des vitesses initiales de 425 mètres et une justesse de tir suffisante.

Si les circonstances exigeaient une vitesse plus grande, par exemple celle que donnent les canons lisses, il est probable que l'on trouverait aussi, pour la poudre prismatique actuelle, une limite de charge ou de vitesse au delà de laquelle la justesse de tir commencerait à diminuer.

Les canons de très-gros calibre, par exemple ceux de $254^{mm},0$ et $279^{mm},4$ (10 et 11 pouces), exigeraient peut-être, pour obtenir une grande justesse de tir, l'emploi d'une poudre prismatique particulière, dont les prismes seraient plus considérables et la combustion plus lente. Mais une poudre très-lente, employée avec les canons de $203^{mm},2$ et $228^{mm},6$, exigerait un allongement qui les rendrait incommodes dans beaucoup de circonstances. Le moyen d'obtenir à la fois de grandes vitesses initiales et la justesse actuelle de tir, — question qui exigerait de nombreuses expériences, — consisterait, peut-être, dans un allongement modéré des canons, dans le maintien de la charge de la poudre prismatique actuelle, et enfin dans l'adoption d'un pas progressif des rayures. Les rayures actuelles, dont la largeur diminue progressivement de la chambre à la bouche du canon, pourraient bien donner le moyen d'employer celles d'un pas progressif avec des projectiles couverts d'une enveloppe en plomb.

L'examen du système des canons anglais de gros calibre fait reconnaître qu'il est très-rationnel, car le mode de chargement, la construction de l'âme, la qualité de poudre, le métal des canons et les procédés de fabrication, tout, en un mot, est combiné de manière à obtenir le maximum de l'effet utile qui dépend de la justesse du tir et de la force vive du projectile. Le système des canons anglais de gros calibre est une conséquence de la nature du métal adopté et du procédé de fabrication; car c'est l'impossibilité de fabriquer des canons en acier fondu qui a obligé l'artillerie anglaise d'employer le fer forgé, relativement moins résistant, et de construire ses canons de gros calibre d'après le système Armstrong.

La nature du métal et les procédés de fabrication ne permettent pas le chargement par la culasse, ou du moins sans de grandes difficultés, comme les expériences exécutées en Angleterre l'ont démontré. Le chargement par la bouche était donc une nécessité. Ce mode de chargement et le peu de résistance du métal ont obligé de raccourcir les canons, car une grande longueur rendrait le chargement par la bouche plus difficile, et une grande épaisseur vers la culasse augmenterait considérablement leur poids (1).

La petite longueur du canon exige, pour obtenir une grande vitesse initiale, l'emploi d'une poudre vive et brisante (2), qui est très-nuisible à la justesse de tir et à la résistance de la pièce : aussi a-t-il été nécessaire d'adopter des rayures à pas progressif, pour imprimer au projectile un mouvement de rotation suffisant.

La qualité du métal est insuffisante pour la résistance du canon ; mais ce défaut est en partie compensé par le bon marché relatif des canons Armstrong, qui permet de les mettre au rebut après un petit nombre de coups et de les remplacer par des neufs.

Cependant, cette compensation est insuffisante, car elle ne donne aucune garantie contre l'éclatement inattendu des canons.

----

(1) Le poids du canon de 235^{mm},4 (96 livres) est de 14650 kilogr.; celui du canon de Woolwich, du même calibre, serait 13100 $\left(\dfrac{235,4}{228,6}\right)^3 = 14,300^k$, c'est-à-dire moindre de 350 kilog. que le précédent, dont la longueur d'âme à 0^m,974, soit trois calibres de plus.

(2) La vitesse initiale du canon de Woolwich est de 404 mètres avec une charge de 19^k,5 de poudre anglaise, et de 358 mètres avec la même charge de poudre prussienne, soit 46 mètres en moins.

2° *Modification du tracé des projectiles.*

Les modifications du tracé des projectiles qui ont été essayées consistaient :

1° Dans l'allongement de l'ogive ;

2° Dans l'augmentation du diamètre du projectile à la naissance de l'ogive ;

3° Dans la diminution de l'épaisseur de l'enveloppe en plomb.

Les projectiles en acier fondu n'étaient pas alors adoptés, à cause de leur prix élevé, et ceux dont on disposait pour le tir contre les plaques étaient en fonte de Gruson ; ces modifications furent donc seulement appliquées à ces derniers. On n'avait pu encore réduire l'épaisseur de leur enveloppe de plomb et la remplacer par une beaucoup plus mince et soudée. La difficulté de cette opération provenait de ce que le projectile devait être porté à une température assez élevée et se criquait. On chercha donc un autre procédé pour diminuer les inconvénients de l'enveloppe de plomb, et on essaya de la remplacer par deux ou trois anneaux de ce métal, qui étaient encastrés dans des cannelures circulaires pratiquées sur les projectiles.

Les modifications du tracé des projectiles ont été d'abord essayées dans un tir comparatif, qui a été exécuté avec le canon de 209^{mm},2 contre la cible n° 1, couverte de plaques de 127^{mm},0 et 152^{mm},4 d'épaisseur. Ces expériences avaient seulement pour but l'étude des projectiles du nouveau tracé et non l'effet du canon de 209^{mm},2 contre des plaques. Aussi s'était-on proposé de tirer de telle sorte que les projectiles ne traversassent pas complétement la cible (afin de mesurer la profondeur de leur pénétration) et l'atteignissent sur des parties d'une résistance uniforme.

A cet effet, on rapprocha le canon de 209^{mm},2 à 150 mètres de la cible. La charge de poudre prussienne fut fixée à 11 kilog., poids qui avait donné une vitesse de 328 mètres à un projectile de 100 kilog. Les projectiles employés dans ces expériences avaient les tracés suivants :

1er *Tracé.* — Projectile plein, ancien modèle à courte ogive, diamètre réduit à la naissance de la tête ; enveloppe ordinaire en plomb ; poids du projectile environ 99kil.,5.

2o *Tracé.* — Obus avec ogive d'une hauteur de 205mm ; diamètre à la naissance de la tête, moindre de 3mm que le calibre ; réduction du diamètre du culot, et remplacement de l'enveloppe de plomb par des anneaux de même métal. L'obus pesait environ 101 kilog.

3o *Tracé.* — Obus avec ogive de 280mm de hauteur (la courbure était déterminée par un rayon de deux calibres) ; diamètre à la naissance de la tête et du culot du projectile, comme dans le tracé no 2 ; remplacement de l'enveloppe de plomb par trois anneaux de ce métal. Le poids du projectile était à peu près de 96 kilog.

4o *Tracé.* — Différait seulement du tracé 3 par la substitution de l'enveloppe ordinaire en plomb aux anneaux du même métal. Le poids du projectile était de 96 kilog. environ.

On a tiré huit coups pour expérimenter ces divers tracés. Deux projectiles ont atteint la plaque de 127mm et un celle de 152mm,4. Ces trois derniers coups sont seuls admissibles pour établir la comparaison, parce qu'ils ont frappé des parties intactes de la cible.

1er *Coup* (1). — Obus du 2o tracé, a rencontré la plaque de 127mm ; a traversé toute l'épaisseur de la cible, et a été retrouvé à 150 mètres au delà ; la pointe de l'ogive était brisée ; les anneaux en plomb s'étaient détachés du projectile avant son passage dans la cible.

2o *Coup.* — Obus du 2o tracé, a rencontré la plaque de 127mm ; a traversé toute l'épaisseur de la cible et s'est brisé en deux parties : la tête et le cylindre ; elles ont été retrouvées à 47 mètres derrière la cible.

---

(1) L'ordre de ces coups n'est pas celui dans lequel ils ont été tirés, parce que l'on a omis ceux qui avaient frappé des parties altérées de la cible.

3e *Coup.* — Obus du troisième tracé, a frappé la plaque de 152^{mm},4 ; a percé cette plaque et pénétré de 300^{mm} dans la muraille de bois. Le projectile est resté engagé dans la cible et paraissait intact.

4e *Coup.* — Obus du 4e tracé, a rencontré la plaque de 152^{mm},4 ; l'a traversée et a pénétré de 159^{mm} dans la muraille de bois. Le projectile est resté engagé dans la cible ; il ne paraissait pas détérioré ; mais une partie de l'enveloppe de plomb s'était détachée.

5e *Coup.* — Projectile plein du 1er tracé, a atteint la plaque de 152^{mm},4 ; l'a traversée ; est entré de 58^{mm} dans la muraille de bois. Le projectile s'est brisé ; la tête était engagée dans la plaque et la partie cylindrique réduite en un grand nombre de morceaux.

La comparaison des trois derniers coups montre que le projectile de l'ancien tracé n° 1, quoique plein, est le moins avantageux sous le rapport de la force de pénétration et de la ténacité. Il s'est brisé et a pénétré beaucoup moins profondément que les projectiles des tracés 3 et 4.

Les projectiles des 3e et 4e coups avaient une tête très-longue, un diamètre plus grand vers la naissance de l'ogive et différaient seulement par le tracé des parties en plomb. L'un était muni d'une enveloppe de ce métal, qui, pour l'autre, formait des anneaux. La force de pénétration du 1er coup était supérieure à celle des autres, autant qu'on peut le conclure de ces expériences de tir à 150 mètres seulement. La justesse des projectiles munis d'anneaux en plomb était satisfaisante, et montrait que ces derniers les avaient bien guidés dans les rayures et ne s'étaient pas détachés pendant le trajet dans l'air.

On a donc conclu de ces expériences, faites avec des projectiles de différents tracés, que le 3e tracé était le plus avantageux pour percer les cibles cuirassées ; que l'allongement de l'ogive déterminée par un rayon de deux calibres, l'augmentation du diamètre vers la naissance de l'ogive, la diminution de l'épaisseur de l'enveloppe de plomb, augmentaient la solidité des projectiles et leur force de pénétration,

CHAPITRE VI.

DEUXIÈME TIR COMPARATIF DU CANON PRUSSIEN DE 235^{mm},4 ET DU CANON DE WOOLWICH DE 228^{mm},6 CONTRE DES CIBLES CUIRASSÉES.

Les expériences précédentes furent suivies, le 7 juillet, du tir à 470 mètres, avec le canon prussien de 235^{mm},4 contre la cible n° 3, couverte de plaques de 203^{mm},2 et de 228^{mm},6 d'épaisseur. La charge de poudre ordinaire de 22$^{kil.}$,5, qui donnait une vitesse de 351 mètres au projectile de 153 kilog., fut remplacée par une de poudre prismatique pesant 24 kilog., qui élevait la vitesse à 392 mètres; cette dernière charge en donnait une de 431 mètres au projectile de 125 kilog.

Les projectiles employés pour ce tir avaient les tracés suivants :

5° *Tracé.* — Projectile creux, en acier Krupp ; ogive trempée ; enveloppe mince de plomb soudée sur le projectile, et pesant *un quatorzième* du poids de ce dernier; l'ogive du projectile avait un rayon de 1 1/2 calibres, et une hauteur de 235^{mm}, comme celle des obus de Palliser. Le vide intérieur était assez grand pour contenir une charge explosive de poudre de 3$^{kil.}$,25 ; l'épaisseur des parois était de 45^{mm} ; le vide intérieur était fermé par une vis à peu près du même diamètre. Le poids moyen de ces obus était 125 kilog.

6° *Tracé.* — Obus de Gruson; ogive un peu plus allongée ; la hauteur était environ 229^{mm} au lieu de 185^{mm} ; le diamètre vers la naissance de l'ogive avait, comme tous les obus de Gruson, 3^{mm},8 de moins que le calibre.

Ces obus étaient munis d'anneaux en plomb au lieu d'enveloppes de ce métal ; leur vide intérieur contenait 1$^{kil.}$,25 de charge explosive ; le poids moyen était de 124 kilog.

7ᵉ *Tracé*. — Cet obus de Gruson ne différait du 6ᵉ tracé que par la hauteur de la tête, qui avait été portée à 330ᵐᵐ; le rayon de l'ogive était de 2, 3 calibres environ; le poids moyen était de 150 kilog.

8ᵉ *Tracé*. — Cet obus de Gruson différait seulement du 6ᵉ tracé par l'allongement de sa partie cylindrique; le poids était de 113ᵏⁱˡ,5.

Les obus de Palliser avaient le même tracé que ceux précédemment employés. La hauteur de la tête était de 254ᵐᵐ et son rayon de 351ᵐᵐ; le vide intérieur des obus pouvait contenir une charge explosive d'environ 1ᵏⁱˡ,13; le poids de ces obus chargés était d'environ 113ᵏⁱˡ,5.

Ces expériences ont été exécutées avec des projectiles sans charge explosive, qui avaient été portés au poids réglementaire de ceux qui étaient chargés au moyen d'un mélange de, sable et de sciure de bois.

Le 7 juillet, on tira seulement cinq projectiles avec le canon de 235ᵐᵐ,4 contre la plaque de 203ᵐᵐ,2; mais trois d'entre eux seulement ont pu être comparés, parce qu'ils ont rencontré des parties de la cible qui n'avaient pas été altérées.

On tira contre la plaque de 228ᵐᵐ,6 un coup avec le canon de 235ᵐᵐ,4, et deux avec celui de Woolwich.

1ᵉʳ *Coup*. — L'obus de Gruson, 6ᵉ tracé, a frappé la plaque de 203ᵐᵐ,2 sur un endroit renforcé par un couple, et l'a traversée. La tête est restée engagée dans la muraille de bois, et la partie cylindrique s'est brisée en plusieurs morceaux; les éclats du projectile ont montré que la trempe avait très-peu pénétré dans la fonte du projectile, qui était ainsi défectueux.

2ᵉ *Coup*. — L'obus de Krupp, 5ᵉ tracé, a touché la plaque de 203ᵐᵐ,2 et traversé toute la cible; la muraille de bois était entièrement détruite autour du trou fait par le projectile; la feuille de tôle placée derrière cette muraille était déchirée sur une hauteur de 392ᵐᵐ et une largeur de 680ᵐᵐ; et le couple en fer qui y était fixé était arraché. Le projectile, retrouvé à 100 mètres au delà de la cible, avait sa longueur réduite de 13ᵐᵐ et son enveloppe mince de plomb en partie rasée.

3° *Coup.* — L'obus de Gruson, 7° tracé, frappa la plaque de 203ᵐᵐ,2, traversa toute la cible et déchira la tôle de derrière sur 390,ᵐᵐ de hauteur et 470ᵐᵐ de largeur ; le projectile se brisa en deux morceaux ; la tête a été retrouvée à une distance de 375 mètres au delà de la cible. La cassure montrait que la trempe avait bien pénétré dans l'intérieur du projectile. Les anneaux de plomb étaient arrachés.

4° *Coup.* — L'obus de Krupp, 5° tracé, atteignit la plaque et pénétra de 137ᵐᵐ dans la muraille de bois ; l'endroit touché présentait une résistance considérable, car la tôle de derrière se trouvait encore soutenue par une poutre de 0ᵐ,314 d'équarrissage, qui ne faisait pas partie de la cible et servait seulement à la maintenir en place. Le projectile resta engagé dans la cible, mais retomba par le choc du coup suivant. Il avait un peu fléchi, et sa longueur était réduite de 45ᵐᵐ. Il était du reste en parfait état.

5° *Coup.* — Un projectile de Gruson, semblable aux obus de Palliser, fut tiré par le canon de Woolwich ; son poids était de 110ᵏⁱˡ,25.

Il frappa la plaque de 228ᵐᵐ,6, la traversa et pénétra de 95ᵐᵐ dans la muraille de bois ; le projectile se brisa ; la tête resta engagée dans la cible, et sa partie cylindrique se réduisit en plusieurs éclats.

6° *Coup.* — Un projectile Palliser fut tiré par le canon de Woolwich. Il toucha la plaque de 228ᵐᵐ,6, la traversa et pénétra de 105ᵐᵐ dans la muraille de bois ; la tête resta dans la cible, et la partie cylindrique fut réduite en éclats. Ces résultats ont conduit aux conclusions suivantes :

1° Le canon prussien de 235ᵐᵐ,4 tirant avec une charge de 24 kilog. de poudre prismatique, soit un projectile plein de Gruson, avec une vitesse de 392 mètres ; soit un obus léger en acier de

Krupp, avec celle de 431 mètres, est capable de traverser, à 470 mètres, et sans utiliser toute la force vive des projectiles, un navire cuirassé avec des plaques de 203^{mm},2 de meilleure qualité.

2° Le canon de Woolwich peut aussi percer la cuirasse de 203^{mm},2 à la même distance, mais les effets destructifs dans la muraille seraient moins considérables que ceux du canon prussien.

Cette différence d'effet provient de ce que les projectiles du premier se brisent en plusieurs éclats en traversant la cible, et que ceux du dernier restent entiers ou se rompent en deux parties.

3° L'unique coup tiré par le canon de 235^{mm},4 contre la plaque de 228^{mm},6 n'a pas traversé la cible, soit à cause du refoulement considérable du projectile en acier, soit parce que la plaque présentait une résistance exceptionnelle au point de choc. Le tir contre la plaque de 228^{mm},6 fut donc recommencé avec les projectiles de Krupp et de Gruson. Les deux projectiles, qui furent tirés avec le canon de Woolwich, frappèrent la plaque de 228^{mm},6 sur des parties moins résistantes que le projectile prussien, et cependant leur pénétration dans la cible fut moindre que celle de ce dernier. Cette différence prouve l'infériorité du canon de Woolwich sous le rapport de la force de pénétration.

Cette infériorité existe aussi sous le rapport des forces vives par centimètre carré des sections transversales des projectiles, car le canon prussien de 235^{mm} donne : 1° au projectile de 152^{kil},5 une vitesse initiale de 392 mètres et une force vive de 2,75 tonnes-mètres par centimètre carré; 2° à celui de 125 kilog. une vitesse de 431 mètres, et une force vive de 2,70 tonnes-mètres pour la même surface; tandis que le canon de Woolwich donne au projectile de 113^{kil},5 une vitesse de 404 mètres, et seulement une force vive de 2,34 tonnes-mètres par centimètre carré. Le rapport de ce dernier nombre aux deux premiers est de 1 à 1,17, et de 1 à 1,15. Mais si l'on a égard à la perte de force vive qui résulte de l'emploi des anneaux et de l'enveloppe mince de plomb, on peut admettre que la force vive par centimètre carré de section de projectiles, à 47 mètres de la bouche des canons, est au moins de 10 p. 100 plus grande avec le canon prussien qu'avec celui de

Woolwich. Ce rapport de 1 à 1,10 des forces vives montre que le canon de 235^{mm},4 pourrait traverser la cible cuirassée avec des plaques de 228^{mm},6.

4° Le procédé employé pour fixer les anneaux en plomb sur le corps des projectiles de Gruson a été reconnu défectueux; car ceux de quelques projectiles se sont détachés pendant le trajet dans l'air et dans l'âme du canon. Cet arrachement des anneaux de plomb, qui nuisait à la justesse de tir et pouvait produire le calage du projectile dans l'âme du canon, fit provisoirement conserver l'enveloppe ordinaire et épaisse en plomb pour les projectiles en fonte durcie.

5° Sauf les défauts relatifs à l'enveloppe de plomb, les projectiles de Gruson avec ogive allongée ont paru satisfaisants sous le rapport de la résistance et de la propriété de percer les cuirasses.

La comparaison de la ténacité des projectiles de Gruson et de Palliser, tirés par le canon prussien, montre que, sous ce rapport, les premiers ont été supérieurs aux seconds comme dans les expériences antérieures. La comparaison des 5° et 6° coups semblerait indiquer que cette supériorité provient moins de la plus grande ténacité du métal que d'un tracé plus rationnel du vide intérieur.

Dans les projectiles de Gruson, l'épaisseur des parois augmente considérablement depuis le culot jusque vers la tête. Elle renforce, ainsi, cette partie du projectile, qui doit surmonter directement la résistance de la cuirasse et se trouve la plus exposée à la rupture.

6° Les projectiles de Gruson, dans lesquels la trempe avait pénétré le plus profondément dans le métal, ont présenté la plus grande ténacité.

7° Les projectiles d'acier Krupp, dont la tête était trempée et l'enveloppe en plomb très-mince, étaient excellents. Cette enveloppe restait très-adhérente au corps du projectile, dont la justesse de tir était remarquable. Le grand défaut de ces enveloppes minces, dans les projectiles de l'artillerie anglaise, était la diminution progressive de leur adhérence avec le corps du projectile par l'effet du temps. Celles qui sont adoptées en Prusse, pour les shrapnells de l'artillerie de place et de siége, n'ont jamais présenté ce défaut. Il paraît donc naturel de l'attribuer à une exécution peu soignée dans l'artillerie anglaise.

Cette question des enveloppes en plomb était très-importante et méritait une étude approfondie, suivie d'expériences spéciales.

L'enveloppe mince de plomb non-seulement réduit la perte de force vive du projectile lorsqu'il rencontre la plaque, comme on l'a vu précédemment, mais en même temps augmente le diamètre du projectile. Cette augmentation est de 20^{mm} pour le projectile du canon de $235^{mm},4$. On peut, ainsi, construire un projectile plus résistant et avec un vide plus considérable qui augmente l'effet explosif

La surface extérieure du projectile, couvert d'une mince couche de plomb, est complétement lisse, et son apparence est la même que s'il était garni de l'enveloppe ordinaire de ce métal.

L'adhérence de l'enveloppe mince en plomb sur le corps du projectile s'obtient par les opérations suivantes :

On réduit sur le tour, de 1,5 à 3 millimètres au-dessous du calibre, le diamètre de la partie cylindrique, destinée à recevoir l'enveloppe ; on chauffe ensuite le projectile ; on décape sa surface, en le plongeant dans une solution saturée de sel ammoniac à la température ordinaire, d'où il est retiré dès qu'il est couvert d'une couche blanche de sel. La couleur grisâtre de cette couche indiquerait que le projectile a été trop chauffé. On trempe alors pendant 5 minutes le projectile dans un bain de zinc, porté à 480° centigrades (le point de fusion est 300°), puis on le plonge immédiatement, et pendant une minute, dans un bain de plomb fondu. Le projectile est aussitôt placé dans un moule d'un diamètre supérieur au sien, et on coule immédiatement du plomb fondu dans le vide annulaire ; quand le plomb est refroidi, l'excès du métal est enlevé sur le tour et le projectile ramené au diamètre réglementaire.

Il est nécessaire d'exécuter le plus rapidement possible les opérations relatives au bain du projectile dans le plomb fondu, et au coulage de ce métal autour de la partie cylindrique du projectile, afin d'éviter le refroidissement du zinc et l'adhérence des scories de ce métal ét du plomb sur le projectile.

Les deux obus de Krupp, tirés le 7 juillet, ont été refoulés en perçant la plaque. Le projectile qui a touché celle de 228^{mm},6 s'est considérablement déformé et surtout à la tête; celui qui a frappé celle de 203^{mm},2 n'a éprouvé qu'une altération insensible.

Ce refoulement des obus en acier, qui détruisait une partie de leur force vive, a été évité par l'allongement du rayon de la tête qui a été porté à deux calibres, et par l'augmentation de l'épaisseur des parois. La solidité du projectile a ainsi été augmentée sans réduire la grandeur du vide intérieur dont la longueur était plus grande. Le poids des obus en acier de ce tracé atteignait celui des obus de Gruson. Cette égalité de poids évitait l'inconvénient de deux tables de tir, et augmentait la justesse de l'obus en acier, qui, auparavant, était inférieure à celle des projectiles en fonte dure.

Cet accroissement de justesse est mis en évidence par la comparaison des résultats du tableau XII avec les suivants, qui ont été obtenus dans un tir exécuté à 900 mètres, avec la charge de 24 kilog. de poudre prismatique et des obus légers de Krupp de 125 kilog. On a trouvé pour ces derniers :

Écart moyen $\begin{cases} \text{vertical } 1^m,805. \\ \text{horizontal } 1^m,098. \end{cases}$

Moyenne des écarts moyens verticaux et horizontaux

$$0^m,444.$$

La cause de l'infériorité de la justesse du tir des obus légers en acier peut être attribuée, soit à la charge relativement trop grande, qui leur donnait une vitesse trop considérable à l'origine du mouvement, soit à la suppression de l'enveloppe épaisse de plomb, qui diminuait la stabilité de l'axe de rotation du projectile et pouvait influencer sur sa justesse.

CHAPITRE VII.

Le tir précédent contre des cibles en bois cuirassées, avec des obus de Gruson de 235^{mm},4 qui étaient garnis d'anneaux en plomb, avait montré la nécessité de conserver l'enveloppe ordinaire pour ces projectiles.

L'obus Gruson pesait 153 kilog. y compris l'enveloppe en plomb, dont le poids était 25 kilog.; la charge explosive était de 1^{kil}.,03 à 1^{kil}.,23; la longueur de la tête, déterminée par un rayon de 2, 3 calibres, était à peu près de 330^{mm}; le diamètre à la naissance de l'ogive avait 3^{mm},9 de moins que le calibre.

Le tableau XII donne les résultats des expériences faites pour reconnaître la justesse de tir de ces projectiles.

Le tir comparatif exécuté le 4 août 1868 avait pour but:

1° De constater les effets des obus de 235^{mm},4 de Gruson avec enveloppe de plomb épaisse, et de ceux de Palliser de 228^{mm},6 à tête allongée, contre une partie très-résistante de la cible blindée avec des plaques de 203^{mm},2 (Pl. VI).

La résistance du blindage était augmentée par des plaques en fer, disposées horizontalement entre les poutres en bois de teak;

2° De constater les effets des obus chargés de Krupp, de Gruson et de Palliser, tirés contre des cibles cuirassées.

1° On tira en tout sept coups à la distance de 470 mètres pour reconnaître les effets des obus non chargés, mais deux, seulement, peuvent être comparés, parce que deux obus de Palliser ont passé par-dessus la cible et trois autres, dont deux de Gruson et un de Palliser, ont touché la cible en des endroits déjà atteints dans les expériences antérieures.

Premier coup (1). L'obus de Gruson rencontra la plaque de
203ᵐᵐ,2 sur la tête d'un boulon et près d'une plaque horizontale
en fer, qui était à 90 millimètres du trou produit par le passage
du projectile dans la cible. L'obus a percé la plaque de blindage,
et a pénétré assez dans la muraille de bois, pour que sa pointe
dépassât de 26ᵐᵐ la plaque de fer, placée derrière la cible; le
boulon fut chassé derrière celle-ci; le projectile éclata et sa partie postérieure, qui était hors de la plaque, fut rejetée en arrière.

Deuxième coup. L'obus Palliser allongé, du poids de 110ᵏⁱˡ,5,
qui contenait une charge explosive, fut tiré avec une charge de
19ᵏⁱˡ,5 de poudre anglaise. Il frappa la plaque de 203ᵐᵐ,2 à 78
millimètres au-dessus d'une des plaques horizontales, la perça et
pénétra de 209 millimètres dans la muraille de bois, sans produire d'autres dégâts. La tête du projectile resta dans la cible et
sa partie cylindrique, brisée en morceaux, fut rejetée en arrière.

Ce tir a montré que l'obus Gruson de 235ᵐᵐ,4 et celui de Palliser de 203ᵐᵐ,2 ne pouvaient traverser la cible cuirassée avec
une plaque de 203ᵐᵐ,2, lorsqu'ils la frappaient sur des parties
renforcées par des plaques de fer horizontales, situées entre les
poutres.

Les effets produits par les obus de Palliser et de Gruson étaient
sensiblement les mêmes. Cependant la pénétration du dernier
était supérieure de 100ᵐᵐ à celle du premier; mais cet avantage a
pu provenir de ce que le projectile a frappé sur un boulon.

La force vive, par centimètre carré, de la section transversale
des projectiles était, à 47 mètres de la bouche des canons, de 2,34
tonnes-mètres pour le projectile de Palliser, et de 2,75 tonnes-
mètres pour celui de Gruson. Le rapport de ces deux nombres,
1, 1,17, n'est pas d'accord avec les résultats des expériences, car
les effets pratiques des deux canons ont été sensiblement les
mêmes.

_____

(1) L'ordre n'est pas celui des coups tirés, mais bien de ceux dont on
a constaté les effets. Le n° 1 est le 11° inscrit sur la plaque (*Pl.* V), et le
n° 2 est le 13° du tir.

Ce désaccord confirme de nouveau la perte presque totale et inutile de la force vive de l'enveloppe de plomb; car si l'on en faisait abstraction, la force vive, par centimètre carré de section transversale du projectile de Gruson, serait de 2,30 tonnes-mètres, et le rapport des forces vives deviendrait 1,02 : 1; par conséquent, conforme aux résultats du tir.

2° Le tir comparatif des projectiles chargés eut lieu à 715 mètres contre la cible cuirassée avec une plaque de 177ᵐᵐ,8, Pl. V. On choisit cette dernière parce que sa muraille en bois, sans cornières et contre-plaques, était également résistante dans toute son étendue et permettait de mieux comparer les résultats du tir d'un petit nombre de coups.

La muraille en bois de cette cible était composée de poutres horizontales en bois de teak de 0ᵐ,254 d'épaisseur, derrière lesquelles se trouvait une rangée de poutres verticales en chêne de 0ᵐ,305 d'épaisseur, qui était renforcée par une rangée de poutres horizontales en chêne de 0ᵐ,178 d'épaisseur.

L'épaisseur totale de la muraille en bois était donc de 0ᵐ,737.

Les obus chargés avaient les poids suivants, savoir :

L'obus de Gruson. 154ᵏⁱˡ.,25
—   Krupp. 126ᵏⁱˡ.,00
—   Palliser ordinaire. 114ᵏⁱˡ.,25
—   — allongé. 113ᵏⁱˡ.,50

Les charges explosives étaient les suivantes :

Pour l'obus de Gruson. 1ᵏⁱˡ.,2
—   Krupp. 3ᵏⁱˡ.,25
—   Paliser ordinaire 1ᵏⁱˡ.,12
—   — allongé. 2ᵏⁱˡ.,67

On a tiré seulement sept projectiles; mais on ne peut comparer que les effets de quatre d'entre eux qui ont frappé la cible en des parties saines. La charge du canon prussien était de 24 kilog. de poudre prismatique et celle du canon de Woolwich 19ᵏⁱˡ.,5 de poudre anglaise.

Premier coup (1). L'obus Gruson de 235^{mm},4 perça la plaque, une partie de la muraille en bois, et fit explosion dans la dernière rangée de poutres en chêne. Les dégâts produits dans le bois étaient considérables et la brèche complète; des éclats du projectile ont été retrouvés à 113 mètres au delà de la cible.

Deuxième coup. L'obus Palliser ordinaire perça la plaque et éclata après avoir pénétré de 0^m280 dans le bois. Le derrière de la cible ne présenta aucune dégradation; la tête du projectile était restée dans le bois, et les éclats de la partie cylindrique avaient été rejetés en arrière à travers le trou de la plaque.

Troisième coup. L'obus Palliser allongé toucha la cible entre deux plaques, les perça et entra de 0^m,120 dans la muraille de bois où il fit explosion; tous les éclats ont été rejetés en arrière; le derrière de la cible ne présentait aucune dégradation.

Quatrième coup. L'obus Krupp de 235^{mm},4 perça la plaque, éclata dans le bois et produisit une brèche complète; toute la muraille en bois fut détruite dans un rayon de 0^m,55 autour du point d'impact; tous les boulons voisins de l'ouverture étaient arrachés; la cible était complétement disloquée; la vis de fond du projectile et une partie du culot ont été retrouvées dans le bois.

Un autre coup (2), tiré avec un obus Krupp, mérite aussi l'attention, quoiqu'il ait atteint une partie affaiblie de la cible. Cet obus avait frappé à côté du trou produit par celui qui avait été tiré le 31 mars et avait pénétré dans la cible, mais sans éclater. Les deux obus éclatèrent; celui du 31 mars donna un grand nombre d'éclats et le dernier tiré chassa seulement sa vis de fermeture, mais il traversa la cible de part en part et a été retrouvé intact, moins sa vis, à 1350 mètres au delà de la cible.

Ces expériences ont conduit aux conclusions importantes qui suivent :

_____

(1) Cet ordre n'est pas celui du tir, mais bien celui des coups qu'on considéra. Le n° 1 est le 2e du tir (*Pl.* V), le n° 2 est le 6e, le n° 3 est le 7e et le n° 4 est le 5e.

(2) Ce coup est le 4e (*Pl.* V).

1° Les obus de Palliser chargés éclatent trop tôt après avoir frappé les plaques (probablement à cause de leur rupture); ils ne traversent pas la cible, et produisent moins d'effet que les obus non chargés;

2° Les obus de Gruson et de Krupp chargés traversent complétement la cible, et leur effet est beaucoup plus considérable que celui des projectiles non chargés. Les projectiles Krupp possèdent une puissance destructive considérable à cause de leur grande charge explosive et détruisent complétement les cibles; de sorte que, si un de ces obus frappait un navire à sa ligne de flottaison, la réparation immédiate de la brèche serait impossible et le vaisseau forcé de cesser le combat pour s'occuper de son sauvetage. Si le projectile éclatait dans la muraille, au-dessus de la ligne de flottaison, les éclats produiraient des effets terribles pour le matériel d'artillerie et les servants;

3° L'augmentation de la charge explosive des obus Gruson ne peut être obtenue sans nuire à leur solidité, à moins d'employer une enveloppe de plomb très-mince. Il serait donc nécessaire de rechercher le moyen de fixer solidement cette enveloppe mince de plomb sur le projectile en fonte durcie, sans nuire à sa solidité;

4° On devra rechercher, par l'expérience, la cause qui a empêché l'éclatement du projectile Krupp, lorsqu'il a frappé la plaque. Peut-être faudrait-il ne pas remplir complétement le vide intérieur avec la poudre et en laisser les parois à l'état brut?

5° L'expérience a montré que les obus, fermés avec des vis de fond dont le diamètre était égal à celui du vide intérieur, n'éclataient pas toujours et que l'effet de l'explosion de leur charge se réduisait à chasser ces vis; mais cet inconvénient a maintenant disparu, car M. Krupp fabrique des projectiles en acier fondu et forgé, dont le vide intérieur est foré mécaniquement et la vis de fermeture d'un diamètre moindre. Dans le nouvel obus de 235^{ilm},4, le diamètre du vide intérieur est de 0^m,144 et celui de la vis de fond en fer est seulement de 0^m,038.

CHAPITRE VIII.

EXPÉRIENCES POUR AUGMENTER LES EFFETS DES CANONS DE 209^{mm},2 CONTRE DES CIBLES CUIRASSÉES.

La série des expériences précédentes avec le canon de 235^{mm},4 avait résolu d'une manière la plus satisfaisante les questions relatives au tracé des projectiles, au choix du métal, à la grandeur de la charge et à la qualité de la poudre. Il était donc naturel de suivre une marche analogue pour résoudre les mêmes questions relatives au canon de 209^{mm},2.

On avait reconnu précédemment l'impossibilité d'augmenter la charge de poudre prussienne au delà de 11 kilog. dans les canons de 209^{mm},2 à cause du peu de solidité de la fermeture à *double coin*. Mais la nécessité d'augmenter les vitesses initiales fit essayer deux nouveaux canons de 209^{mm},2, avec la fermeture cylindro-prismatique de Krupp, l'un lourd et non cerclé et l'autre renforcé d'une rangée de cercles en acier fondu qui pesait environ 9,000 kilog. Le premier de ces deux canons différait seulement par la fermeture du canon lourd de 209^{mm},2, précédemment expérimenté. La chambre et la partie rayée de l'âme du canon cerclé étaient plus longues que dans le canon lourd : la longueur de la chambre était de 0^m,908 au lieu de 0^m,776, et celle de la partie rayée de 2^m,935 au lieu de 2^m,563. Les expériences avec ces deux nouveaux canons de 209^{mm},2 ont commencé par la mesure des vitesses initiales, avec différentes charges et des projectiles Gruson, pesant 99^{kil},25 à 100 kilog. Les résultats obtenus à 47 mètres de la bouche des canons sont contenus dans les deux tableaux suivants :

TABLEAU XIII.

Tir avec le canon de 209ᵐᵐ,2 cerclé.

POIDS de la charge en kilogr.	RAPPORT du poids de la charge à celui du projectile.	VITESSE initiale maxima en mètres.	VITESSE initiale minima en mètres.	MOYENNE des vitesses initiales en mètres.	DIF-FÉRENCE entre les charges en kilogr.	DIFFÉRENCE entre les moyennes des vitesses initiales en mètres.
Poudre prismatique 17 kilog.	$\frac{1}{5,9}$	420ᵐ,9	416ᵐ,9	420ᵏ,5	2 kilog.	25ᵐ,6
15ᵏ	$\frac{1}{6,7}$	394ᵐ,9	392ᵐ,9	394ᵏ,0	2ᵏ,5	40ᵐ,3
12ᵏ,5	$\frac{1}{8}$	359ᵐ,9	351ᵐ,6	353ᵏ,7	2ᵏ,5	41ᵐ,4
10ᵏ	$\frac{1}{10}$	343ᵐ,9	310ᵐ,7	312ᵏ,3	2ᵏ,5	41ᵐ,4
Poudre ordinaire. 12ᵏ,5	$\frac{1}{8}$	354ᵐ,2	345ᵐ,2	348ᵏ,1	2ᵏ,5	32ᵐ,5
10ᵏ	$\frac{1}{10}$	316ᵐ,2	314ᵐ,9	315ᵏ,6	2ᵏ,5	32ᵐ,5

Le tir de l'obus léger en acier fondu pesant 87ᵏⁱˡ·,5 avec 17 kilogrammes de poudre prismatique (proportion de la charge 1/5) a donné une vitesse initiale moyenne d'à peu près 450 mètres.

TABLEAU XIV.

Tir avec le canon lourd non cerclé.

POIDS de la charge de poudre prismatique en kilogrammes.	RAPPORT du poids de la charge à celui du projectile.	VITESSE initiale du projectile en mètres.	DIFFÉRENCE entre les charges en kilogramm.	DIFFÉRENCE entre les vitesses initiales en mètres.
13 kilog.	$\frac{1}{7,7}$	374ᵐ,8	4ᵏ,0	17ᵐ,2
12ᵏ	$\frac{1}{8,3}$	357ᵐ,6	4ᵏ,0	19ᵐ2,
11ᵏ	$\frac{1}{9,1}$	338ᵐ,4	4ᵏ,0	
10ᵏ	$\frac{1}{10}$	319ᵐ,6	4ᵏ,0	18ᵐ,2

Pour comparer ces vitesses obtenues avec la poudre prismatique à celles qui ont résulté de l'emploi de la poudre ordinaire prussienne, nous reproduisons le tableau III, en y ajoutant les vitesses relatives à deux nouvelles charges :

TABLEAU XV.

Tir avec le canon de 209ᵐᵐ,2, non cerclé.

CHARGE. Poudre ordinaire prussienne en kilogrammes.	RAPPORT du poids de la charge à celui du projectile.	VITESSE initiale moyenne en mètres.	DIFFÉRENCE entre les charges en kilogrammes.	DIFFÉRENCE entre les vitesses initiales en mètres.
		(304ᵐ,7)		(16ᵐ,1)
9 kilog.	$\frac{1}{10,5}$	304ᵐ,4	4ᵏ,0	13ᵐ,4
10ᵏ	$\frac{1}{9,9}$	317ᵐ,8	4ᵏ,0	10ᵐ,1
11ᵏ	$\frac{1}{9}$	327ᵐ,9		
			4ᵏ,0	5ᵐ,8
12ᵏ	$\frac{1}{8,3}$	333ᵐ,7		
12ᵏ,50	$\frac{1}{8}$	336ᵐ,5	0ᵏ,5	2ᵐ,8

Les vitesses initiales obtenues dans le tir des canons de 209ᵐᵐ,2 avec les poudres prismatique et ordinaire, qui sont données dans les trois tableaux précédents, sont graphiquement représentées dans la planche I, en prenant les charges pour abcisses et les vitesses pour ordonnées. On a ainsi obtenu 4 courbes qui expriment les lois de la variation des vitesses par rapport à celle des charges.

La comparaison des courbes pour le canon cerclé montre que :

Les vitesses sont à peu près les mêmes pour la charge de 11 kilogrammes de poudre prismatique et ordinaire, environ 329 mètres.

Les mêmes accroissements des charges de poudre prismatique

et de poudre ordinaire donnent des vitesses plus grandes avec la première qu'avec la seconde.

La charge de 11 kilogr. de poudre prismatique donne une vitesse supérieure de $10^m,5$ à celle qui est donnée par la poudre ordinaire. La charge de 12 kilogr. de poudre prismatique donne une vitesse supérieure de $23^m,9$ à celle qui est donnée par la poudre ordinaire ; cette supériorité de vitesse était de $29^m,7$ pour les charges de $12^{kil},5$.

Les courbes des vitesses relatives à la poudre prismatique, pour les charges de 10 et 13 kilog., montrent : que le canon non cerclé, dont la longueur de la chambre est moindre (de $0^{in},138$) a donné des vitesses initiales supérieures de 7 et 13 mètres à celles du canon cerclé, et que, pour obtenir les mêmes vitesses avec ce dernier, les charges précédentes devraient être respectivement augmentées de $0^{kil},5$ et $0^{kil},8$; de sorte que l'augmentation des charges serait très-faible relativement à celle de la chambre, à cause de la plus grande longueur de l'âme du canon cerclé.

Ces résultats sont d'accord avec le procédé employé pour obtenir les mêmes vitesses initales avec des pressions maxima moindres, lequel consiste : 1° dans l'allongement de la gargousse et de la partie rayée de l'âme, 2° dans une petite augmentation de la charge.

Les expériences faites pour constater la justesse du tir du canon cerclé ont consisté dans le tir des projectiles Gruson, dont le poids était d'environ 100 kilogr. avec des charges de 16 et 17 kilogr.

On a tiré onze coups, dont sept avec 16 kilogr. de poudre, et seulement quatre avec 17 kilogr., parce que le nombre des projectiles de nouvelle construction était insuffisant.

Les résultats de ce tir furent satisfaisants quoique inférieurs à ceux qui avaient été obtenus avec le canon de $235^{mm},4$. Cette infériorité de la justesse de tir du canon cerclé de $209^{mm},2$ a été attribuée à l'enveloppe de plomb et au pas des hélices qui paraissait proportionnellement trop court pour de si grandes charges. On n'a pas fait d'expériences pour constater la justesse des projectiles en acier fondu de $87^{kil},5$, car elle avait été déjà reconnue insuffisante dans le tir contre les cibles cuirassées. La cause était attribuée au pas des hélices, 12ᵐ,36, qui paraissait trop court pour une vitesse initiale de 450 mètres.

Le tir du canon de 209ᵐᵐ,2 contre les cibles cuirassées a montré que sa justesse avec les charges de 12 à 13 kilogr. de poudre prismatique était très-satisfaisante. On décida donc que l'on adopterait pour le tir contre les cibles cuirassées, la charge de 17 kilog. de poudre prismatique avec le canon cerclé, et celle de 12 à 13 kilog. de la même poudre avec le canon non cerclé. Ces charges donnaient une pression maxima des gaz de poudre qui ne dépassait pas celle que l'on avait constatée pendant les expériences exécutées à Essen et en Russie, sur la résistance des canons Krupp cerclés ou non, qui avaient tiré 700 à 800 coups. Il n'y avait donc pas de crainte à concevoir pour la résistance des canons tirés avec les charges précédentes.

Les projectiles de 209ᵐᵐ,2, employés pour le tir contre les cibles cuirassées, étaient semblables à ceux de 235ᵐᵐ,4. La tête avait une longueur d'environ 0ᵐ,279 et était déterminée par un rayon de deux calibres; le diamètre, près de la tête, était inférieur de 3,4 millimètres au calibre, et celui du culot l'était de 7ᵐᵐ,8; le poids du projectile chargé était d'environ 100 kilogr. et celui de la charge explosive de 0ᵏⁱˡ,575.

La poudre prismatique et le renforcement des canons de 209ᵐᵐ,2 au moyen d'une rangée de cercles, ont permis l'emploi de fortes charges. On a ainsi obtenu une augmentation notable de la force vive et par suite de l'effet contre les cibles cuirassées. La force vive du projectile de 209ᵐᵐ,2 de 100 kilogr. tiré avec 420ᵐ,5 de vitesse, était de 2,62 tonnes-mètres par centimètre carré de section transversale. Elle était, comme on l'a vu précédemment, de 2,75 tonnes-mètres pour le canon de 235ᵐᵐ,4 tiré avec la charge maxima, et de 2,34 tonnes-mètres pour le canon Woolwich de 228ᵐᵐ,6.

La force vive, par centimètre carré du projectile, produite par le canon de 209ᵐᵐ,2 était par conséquent de 12 p. 100 supérieure à celle que produit le canon de Woolwich de 228ᵐᵐ,6 et inférieure de 6 p. 100 à celle que donne celui de 235ᵐᵐ,4. La cause du

plus grand accroissement relatif de la force vive, le projectile de
$209^{mm},2$ que pour celui de $235^{mm},4$, est la supériorité de sa vitesse initiale. La différence des vitesses des projectiles de $209^{mm},2$
et $235^{mm},4$ est de 28 mètres. Si elles étaient égales et les projectiles semblables, c'est-à-dire si les poids étaient proportionnels
au cube des calibres, les forces vives, par centimètre carré des
sections transversales, seraient proportionnelles aux calibres. Et
alors, les canons de $235^{mm},4$ et $209^{mm},2$ donneraient à leurs projectiles des forces vives qui, par centimètre carré de section, seraient dans le rapport 235 : 209 ou 9 : 8. Le canon de $235^{mm},4$
serait alors, sous ce rapport, supérieur de 12 p. 100 à celui de
$209^{mm},2$.

CHAPITRE IX.

TIR CONTRE LES CIBLES CUIRASSÉES AVEC LES DEUX CANONS DE $209^{mm},2$.

Pour comparer les effets du canon cerclé tiré avec la charge
maxima de poudre prismatique, à ceux du canon lourd du même
calibre tiré avec différentes charges de poudre ordinaire et prismatique, on fit, en septembre 1868, les expériences suivantes de
tir contre les cibles cuirassées :

1° *Tir avec le canon lourd de $209^{mm},2$.*

On tira des obus Gruson non chargés, avec enveloppe en plomb
ordinaire et du poids d'environ 100 kilog.; la distance était de
150 mètres.

Nous examinerons seulement les coups qui ont frappé des parties intactes de la cible.

Premier coup. L'obus Gruson tiré avec 13 kilog. de poudre prismatique a touché la plaque inférieure de $152^{mm},4$ de la cible
n° 1 sur une partie renforcée par des contre-plaques et une côte;
le projectile a traversé toute la cible et une des poutres de $0^{m},356$
d'épaisseur qui lui servaient de soutien, mais n'en faisaient pas

partie. Le projectile était brisé; une partie des éclats fut trouvée dans la brèche qu'il avait faite dans la cible et le reste était au delà cette dernière.

Deuxième coup. L'obus Gruson, tiré avec 11 kilog. de poudre ordinaire, a touché la plaque supérieure de 152mm,4 de la cible n° 1, a percé la plaque et pénétré de 73mm dans le bois; le projectile s'est cassé en deux parties, qui ont été rejetées en arrière en passant par le trou produit par son passage dans la plaque.

Troisième coup. L'obus Gruson, tiré avec 11 kilog. de poudre ordinaire, a touché la plaque de 127mm,0, cible n° 1, a traversé toute la cible et a été retrouvé à 113 mètres au delà de cette dernière. Il était dépouillé de son enveloppe en plomb et sans tête.

Quatrième coup. Même obus et même charge que pour le 3e coup; mêmes effets dans la cible; le projectile s'est cassé en deux, la partie cylindrique a été rejetée en arrière et la pointe a été retrouvée au delà de la cible.

Cinquième coup. L'obus Gruson, tiré avec 11 kilogr. de poudre prismatique, a touché la plaque inférieure de 152mm,4 de la cible n° 1, a percé toute la cible, et y est resté engagé de manière que sa pointe en dépassait à peine la face postérieure.

Sixième coup. L'obus Gruson, tiré avec 12 kilogr. de poudre prismatique, a touché la plaque inférieure de 152mm,4 de la cible n° 1 et l'a complétement traversée; le projectile s'est brisé et les éclats ont été retrouvés au delà de la cible.

Septième coup. L'obus Gruson, tiré avec 13 kilogr. de poudre prismatique, et à la distance de 150 mètres, a touché la plaque de milieu de 177mm,8 de la cible n° 2, et l'a complétement traversée; le projectile s'est cassé en deux parties qu'on a retrouvées à 40 et 67 mètres au delà de la cible.

Les conclusions tirées de ces expériences ont été les suivantes:

1° Les coups n°s 2 et 5 prouvent que le projectile de 209mm,2;

tiré avec la charge de 11 kilog., ne traverse pas, à 150 mètres, la cible $152^{mm},4$. Le coup n° 5 montre, en outre, que l'effet du projectile augmente lorsque la charge de 11 kilogr. est en poudre prismatique, laquelle donne une vitesse initiale plus grande d'environ 11 mètres. La comparaison du coup n° 2 avec le n° 3 (page 42), des expériences faites avec des obus Gruson de différent tracé, montre l'influence nuisible de l'enveloppe ordinaire en plomb sur la pénétration des projectiles. Car ces deux coups ont été tirés par le même canon, avec la même charge et à la même distance ; la force vive des deux projectiles, en frappant la plaque, était la même ; les têtes avaient le même tracé, mais l'un (coup n° 2) avait une enveloppe de plomb, tandis que l'autre (coup n° 3) avait des anneaux de ce métal, et cependant le premier de ces projectiles n'avait pénétré que de 73^{mm} dans la muraille de bois après avoir percé la plaque, tandis que la pénétration du second y était de 300^{mm} (page 42).

2° Les coups n°s 3 et 4 montrent que l'obus de $200^{mm},2$, tiré avec 11 kilogr. de poudre ordinaire et à 150 mètres, traverse complétement la cible, couverte d'une plaque de $127^{mm},0$ et avec un excès de vitesse.

3° Les coups n°s 1 et 6 montrent que l'obus de $200^{mm},2$, tiré à 150 mètres et avec des charges de 12 à 13 kilog. de poudre prismatique, traverse la cible couverte d'une plaque de $152^{mm},4$ et avec un excès de vitesse. Cet obus, avec la charge de 13 kilogr., a traversé la cible couverte d'une plaque de $152^{mm},4$ à un endroit renforcé par des contre-plaques et des couples ; il a aussi traversé la cible n° 2 composée d'une plaque de $177^{mm},8$ et d'une muraille en bois de $0^m,737$ d'épaisseur.

2° Tir avec le canon de $209^{mm},2$ cerclé.

Ce tir s'est fait avec des charges de 17 kilog. de poudre prismatique, et à la distance de 470 mètres, contre la cible n° 3, cuirassée avec des plaques de $203^{mm},2$ et $223^{mm},6$ d'épaisseur. Les projectiles étaient ceux de Krupp et de Gruson d'un poids de $87^{kil},5$ et $100^{kil},0$. La vitesse initiale des premiers a été de 450 mètres et celle des derniers de 420 mètres. Les obus Krupp en acier fondu avaient des enveloppes de plomb très-minces.

Premier coup. L'obus Gruson a touché la plaque de 203^{mm},2 et a traversé toute la cible; le projectile s'est brisé, et la partie cylindrique a été retrouvée à 210 mètres derrière la cible.

Deuxième coup. L'obus Gruson a touché la plaque de 228^{mm},6, l'a traversée et a pénétré de 0^m,163 dans la muraille de bois. Le projectile éclata et la tête resta dans la cible.

Troisième coup. L'obus Krupp a touché la plaque de 228^{mm},6 et a pénétré de 0^m,183 dans la muraille. Le projectile a été retrouvé à quelques pas en avant de la cible; il était refoulé et avait une fente longitudinale. La longueur de l'obus était diminuée de 52^{mm},0 et sa tête s'était courbée de manière que la pointe avait dévié de 47^{mm} en dehors de l'axe du projectile.

Un autre obus Krupp, qui a frappé sur une partie endommagée de la plaque, s'est complétement brisé. La déviation des deux obus de Krupp était considérable eu égard à la petite distance du but.

Ces expériences de tir ont conduit aux conclusions suivantes :

1° L'obus Gruson de 100^{kil},0, tiré dans le canon cerclé de 209^{mm},2 avec la charge de 17 kilog. de poudre prismatique, traverse la plaque de 203^{mm},2, en conservant à peu près le même excédant de vitesse que l'obus de 235^{mm},4, tiré avec la charge de 24 kilog.

La partie de la cible couverte avec des plaques de 228^{mm},6 n'a été traversée ni par l'obus de 209^{mm},2, ni par celui de 235^{mm},4 ; la profondeur de la pénétration des projectiles de ces deux calibres était sensiblement la même.

Ces résultats correspondent aux forces vives précédemment calculées.

2° Les obus Krupp de 87^{kil},5 ont donné des résultats insuffisants sous le rapport de la ténacité et la justesse de tir. Ces défauts doivent être attribués : au peu d'épaisseur des parois des projectiles, qui résulte de la grandeur du vide intérieur, et à la faiblesse relative de leur densité. Les nouveaux obus de 209^{mm},2 qui auront une mince enveloppe de plomb, contiendront une charge explosive de 2^{kil},2, et leur poids sera le même que celui des précédents, de sorte qu'ils n'auront pas besoin d'une table spéciale de tir.

Les remarquables résultats obtenus dans le tir du canon cerclé avec la poudre prismatique, ont conduit aux conclusions suivantes :

1° Les canons lourds du calibre de 209^{mm},2 de l'artillerie prussienne, *qui ont la fermeture à double coin*, seront renforcés par une rangée de cercles en acier fondu, et recevront la fermeture Krupp à *coin simple cylindro-prismatique*, afin de pouvoir être tirés avec les charges de 15 et 17 kilog. de poudre prismatique.

2° On fera fabriquer un canon de 209^{mm},2 cerclé dont le pas de rayures sera plus long, et porté à 70 calibres ou à 14^{m},6, afin d'obtenir une justesse suffisante de tir, avec la charge de 17 kilog. de poudre prismatique.

CHAPITRE X.

TIR CONTRE DES CIBLES CUIRASSÉES AVEC UN CANON DE 150^{mm} (24 LIVRES) EN ACIER FONDU SE CHARGEANT PAR LA CULASSE.

Les principales dimensions de ce canon de 150^{mm} sont données dans le tableau suivant :

TABLEAU XVI.

Calibre du canon.	0^{m},1491
Longueur de la chambre avec cône.	0^{m},619
— de la partie rayée de l'âme.	2^{m},081
— totale du canon.	3^{m},138
— du pas des rayures.	9^{m},42
Poids du canon.	3,050 kil.
Poids de l'obus ordinaire.	27^{k},4
— en acier fondu avec enveloppe mince. . .	33^{k},0
— Gruson avec enveloppe ordinaire.. . . .	34^{k},5
Charge explosive de l'obus en acier fondu.	0^{k},85
— en fonte dure..	0^{k},25

Le canon était massif, non cerclé et muni de la fermeture Kreiner à double coin.

Les charges employées dans le tir contre les cibles cuirassées étaient de 6 et 7 kilog. Les gargousses se composaient de plusieurs couches, chacune de 12 prismes, et avaient 0ᵐ,355 et 0ᵐ,406 de longueur. Les vitesses initiales, obtenues avec différentes charges et divers projectiles, sont contenues dans le tableau suivant :

TABLEAU XVII.

CHARGE.	POIDS du projectile en kilogr.	RAPPORT du poids de la charge à celui du projectile.	VITESSE initiale moyenne en mètres.	DIFFÉRENCE entre les charges en kilogramm.	DIFFÉRENCE entre les vitesses initiales en mètres.
Poudre ordin. 4ᵏ,0	Obus, fonte dure. 27ᵏ,4	$\frac{1}{6,85}$	368ᵐ,3	1 kilog.	43ᵐ,9
5ᵏ,0	27ᵏ,4	$\frac{1}{5,48}$	412ᵐ,2	1 kilog.	»
5ᵏ,0	Obus Gruson. 34ᵏ,5	$\frac{1}{6,9}$	362ᵐ,6	»	»
Poudre prismat. 6ᵏ,0	34ᵏ,5	$\frac{1}{5,75}$	408ᵐ,8	»	»
7ᵏ,0	34ᵏ,5	$\frac{1}{4,92}$	445ᵐ,0	1 kilog.	36ᵐ,2

Le tir à la distance de 900 mètres a montré :

1° Que la justesse était suffisante avec la charge de 4ᵏⁱˡ,0 de poudre ordinaire et les obus ordinaires; avec les charges de 5ᵏⁱˡ,0 de poudre ordinaire et de 6ᵏⁱˡ,0 de poudre prismatique et les obus lourds de Gruson;

2° Que la justesse était insuffisante avec les charges de 5ᵏⁱˡ,0 de poudre ordinaire et les obus ordinaires; avec celle de 7ᵏⁱˡ,0 de poudre prismatique et les obus Gruson.

On a ensuite tiré, à la distance de 150 mètres, des obus non chargés de Krupp et de Gruson contre la cible n° 1, couverte de plaques de 127ᵐᵐ,0 et de 152ᵐᵐ,4. Les obus Gruson étaient d'un

5

nouveau tracé, c'est-à-dire avaient une tête allongée, qui était déterminée par un rayon de deux calibres, et un diamètre plus grand à la naissance de l'ogive; mais l'enveloppe de plomb était toujours épaisse. Les obus Krupp avaient une tête moins allongée, car elle était déterminée par un rayon de 1 1/2 calibre, et une enveloppe mince de plomb. Le diamètre de la vis de fond était à peu près celui du vide intérieur.

Parmi les projectiles tirés, ceux qui ont atteint des parties saines de la cible, et pouvant seuls être comparés, ont produit les effets suivants dans le tir du 1er septembre 1868.

Premier coup. Obus Gruson, charge 6 kilog. de poudre prismatique.

Le projectile a touché la plaque de 127mm,0, a traversé toute la cible et éclaté. Des débris ont été retrouvés à 24 mètres au delà de la cible.

Deuxième coup. Obus Gruson, charge 6 kilog. de poudre prismatique.

Le projectile a touché la plaque de 152mm,4, l'a percée et a pénétré de 55mm,0 dans la muraille de bois; on l'a retrouvé à deux pas en avant de la cible; l'obus était entier, mais fendu en divers endroits; l'enveloppe de plomb avait disparu.

Troisième coup. Obus Krupp, charge 6kil.,0 de poudre prismatique.

Le projectile a touché la plaque de 152mm,4, l'a percée, a pénétré de 33mm,0 dans la muraille, et a été retrouvé à trois pas en avant de la cible.

Quatrième coup. Obus Gruson, charge, 7kil.,0 de poudre prismatique.

Le projectile a touché la plaque inférieure de 152mm,4 en une partie renforcée par des plaques situées entre les poutres en bois; a traversé la plaque et la muraille, où il est resté engagé de manière que sa tête sortait derrière la cible; sa partie cylindrique était brisée; la brèche produite par le projectile dans la plaque placée derrière la cible avait environ 52mm,0 de hauteur sur autant de largeur ; la profondeur totale de la pénétration était de 0^m,471.

Cinquième coup. Obus Krupp, charge 7^{kil.},0 de poudre prismatique.

Le projectile a touché la plaque inférieure de 152^{mm},4, a traversé toute la cible et a été retrouvé à 13 mètres plus loin ; il était fortement refoulé.

Les résultats du tir, considérés sous le double rapport de la justesse et des effets obtenus contre des cibles cuirassées, ont conduit aux conclusions suivantes :

1° Les effets produits par le canon de 150^{mm},0, avec la charge de 7 kilog. de poudre prismatique, contre des plaques de moyenne résistance, ont été satisfaisants ; il conviendrait donc, dans de certaines circonstances, d'armer les navires en bois avec ces canons qu'on tirerait avec cette charge de poudre prismatique ; le canon employé au tir précédent ne convenait pas à la charge de 7^{kil.},0 sous le rapport du poids, du tracé et de sa construction.

La conservation de l'affût, la justesse de tir, et la résistance du canon de 150^{mm} aux fortes charges, exigent que ce dernier soit construit de la manière suivante, savoir :

1° Le canon doit être cerclé et muni de la fermeture cylindro-prismatique Krupp, avec anneau Broadwell ; son poids doit être de 3,500 à 4,000 kilog.; la longueur rayée de l'âme, de 18 calibres (2^m,67), et le pas des rayures d'environ 70 calibres (10^m,44).

2° Le tir contre les cibles cuirassées a montré que le projectile du canon de 150^{mm}, tiré à la distance de 150 mètres, traverserait : 1° avec une charge de 6 kilog. de poudre prismatique et en conservant un excès de vitesse, un navire cuirassé avec des plaques de 127^{mm},0 ; 2° avec la charge de 7^{kil.},0 de la même poudre, la cible couverte d'un blindage de 152^{mm},4, lorsqu'elle n'est pas renforcée par des plaques de fer disposées entre les poutres.

Par suite de l'augmentation de trois calibres apportée à la longueur d'âme, le nouveau canon de 150^{mm}, à égalité de charge, donnera aux projectiles une vitesse plus grande que celui du modèle actuel et sera capable de combattre avec succès, jusqu'à 900 mètres, des navires cuirassés avec des plaques de 114^{mm},3, 127^{mm},0 et 152^{mm},4.

L'armement, avec ces canons, des navires en bois de petit et moyen tonnage, d'une marche rapide, leur permettrait de lutter efficacement contre les navires cuirassés; car ils auraient, sur ces derniers, les avantages si précieux dans la guerre maritime, d'être beaucoup plus mobiles, et de porter souvent un plus grand nombre de canons.

Ces canons de 150^{mm} doivent entrer dans la composition des parcs de siége de l'artillerie de terre pour détruire les blindages en fer forgé des fortifications.

Si les fortifications offraient une résistance considérable, ces canons, relativement légers, rendraient de grands services, car dans la guerre de siége, il n'est pas nécessaire d'obtenir la destruction des cuirasses par le tir de quelques coups.

3° Les projectiles Krupp en acier fondu n'ont pas donné de résultats satisfaisants à cause de leur refoulement considérable. Cet inconvénient ne provient pas de l'acier fondu employé pour la fabrication des projectiles tirés dans ces expériences, mais de leur tracé défectueux.

Il sera facile d'y remédier, en adoptant un tracé plus judicieux.

4° Les résultats du tir contre les cibles cuirassées avec le canon de 150^{mm}, dont le calibre est très-inférieur aux calibres des canons de 209^{mm},2 et 235^{mm},4, ont permis de résoudre la question suivante : « Quelle est celle des formules adoptées pour mesu-« rer la force de pénétration des projectiles, en Russie et en « Angleterre, qui donne les résultats les plus approchés de la « pratique ? »

En Russie on admet (sauf certaines restrictions précédemment énoncées) que la profondeur de la pénétration des projectiles dans une cible cuirassée est proportionnelle à la force vive, par unité carrée, de leurs sections transversales, au moment où ils frappent la plaque; en Angleterre on admet qu'elle est proportionnelle à la force vive, par unité de longueur de la circonférence du projectile. Le diamètre du projectile se trouve donc également à la troisième puissance dans le numérateur des deux formules, tandis que dans le dénominateur, la formule russe le contient au carré, et celle de l'Angleterre à la première puissance.

Il en résulte que, toutes circonstances égales d'ailleurs, la pénétration serait proportionnelle au calibre, d'après la formule russe et au carré du calibre, d'après celle de l'Angleterre.

Examinons maintenant les résultats de l'expérience :

L'obus Gruson de 209^{mm},2 couvert d'une épaisse enveloppe de plomb et à tête allongée, qui avait été tiré dans les expériences du 1er septembre (coup n° 4), avec une charge de 11 kilog. de poudre ordinaire et à 150 mètres, avait à peine traversé la cible couverte de plaques de 127^{mm},0.

A la distance de 47 mètres de la bouche, la force vive de ce projectile était de 1,51 tonnes-mètres par centimètre carré de sa section transversale et de 7,91 tonnes-mètres par centimètre de circonférence.

L'obus Gruson de 150^{mm} avec enveloppe de plomb épaisse et tête allongée, qui avait été tiré dans les expériences du 21 octobre (coup n° 1) avec la charge de 6 kilogr. de poudre prismatique et à 150 mètres, avait traversé la même cible couverte de plaques de 127^{mm},0 avec un excès de vitesse. A la distance de 47 mètres de la bouche, la force vive du projectile était de 1,77 tonnes-mètres par centimètre carré de la section transversale et de 6,35 tonnes-mètres par centimètre de circonférence (1).

Les profondeurs, calculées d'après la formule russe, sont, comme on va le voir, proportionnelles aux résultats de l'expérience, tandis que celles que donne la formule anglaise leur sont tout à fait contraires.

En effet, d'après les deux formules, anglaise et russe, les pro-

_____

(1) La force vive de l'obus de 209^{mm},2 a été calculée d'après la vitesse de ce même coup. Elle serait 1,59 tonnes-mètres d'après la vitesse obtenue précédemment. Celle de l'obus de 150^{mm} a été calculée d'après la moyenne des vitesses obtenues dans les expériences antérieures.

fondeurs de pénétration doivent être respectivement proportionnelles à la deuxième ou à la première puissance du calibre. Ainsi,
d'après la formule anglaise, les pénétrations dans les plaques
des projectiles de 150^{mm} et de 235^{mm}4 seraient dans le rapport

$$\left(\frac{0,1491}{0,2354}\right)^2 = 0,3969$$

de sorte que :

Si le projectile de 235^{mm},4 traversait la cible de 203,2, la pénétration de celui de 150^{mm} serait

$$\left(\frac{0,1491}{0,2354}\right)^2 \times 0,2032 = 76^{mm},6$$

et, si le projectile de 150^{mm} traversait les cibles cuirassées avec
des plaques de 127^{mm},0 et 152^{mm},4, les pénétrations de celui de
253^{mm},4 devaient être

$$\left(\frac{0,2354}{0,1491}\right)^2 \, 0,127 = 0^m,304$$

$$\left(\frac{0,2354}{0,1491}\right)^2 \times 0,1524 = 0^m,380.$$

Ces trois résultats sont en contradiction avec ceux de l'expérience, car l'obus de 150^{mm}, avec une vitesse initiale un peu plus
grande, avait à peine traversé les cibles de 152^{mm},4, et le canon
de 235^{mm},4 n'a pu traverser la cible cuirassée avec des plaques
de 228^{mm},6 dans une partie renforcée.

D'après la formule russe, si le projectile de 235^{mm},4 traversait
la cible cuirassée avec une plaque de 203^{mm},2, la pénétration de
celui de 150^{mm} serait

$$\frac{0,1491}{0,2354} \times 0,2032 = 127^{mm},89$$

et si le projectile de 150^{mm} traversait la cible cuirassée avec des plaqués de 127^{mm} et 152^{mm},4, les pénétrations de celui de 235^{mm}4 seraient

$$\frac{0,2354}{0,1491} \times 0,1270 = 199^{mm},30$$

$$\frac{0,2354}{0,1491} \times 0,152,4 = 239^{mm},26$$

Ces trois résultats sont sensiblement d'accord avec ceux de l'expérience.

CHAPITRE XI.

TIR CONTRE LES CIBLES CUIRASSÉES POUR EXPÉRIMENTER DE NOUVEAU LES PROJECTILES DE PALLISER, DE GRUSON ET DE KRUPP.

Ce tir a été exécuté le 28 novembre et avait pour but d'essayer les projectiles suivants :

1° Projectiles Palliser, de poids et de forme ordinaires.

Les résultats obtenus avec ces obus chargés montraient leur peu de ténacité, car l'effet de l'éclatement se produisait en avant de la cible. Alors Armstrong déclara que tous les projectiles tirés jusqu'alors avaient bien été fabriqués d'après le système Palliser, mais non par l'inventeur lui-même ; et il demanda que l'on voulût bien expérimenter de véritables projectiles Palliser, qu'il avait commandés en Angleterre ;

2° Projectiles de Gruson avec enveloppe mince de plomb. Poids environ 141 kilogr.; le vide pouvait contenir 1^{kil},42 de poudre.

La fabrique de Gruson s'était efforcée de fixer l'enveloppe mince de plomb sur les projectiles en fonte durcie par un procédé particulier et tenu secret jusqu'alors. Une expérience de tir de justesse ayant montré que les enveloppes adhéraient com plétement sur le corps des projectiles ; on se proposa de constater si la ténacité de ces derniers n'avait pas été diminuée par l'application de l'enveloppe ;

3° Obus Krupp en acier fondu, avec enveloppe mince de plomb, d'un poids un peu plus grand, d'une longueur plus grande et d'une épaisseur de parois plus considérable, les obus de 235ᵐᵐ,4 pesaient 132 kilogr. et le vide pouvait contenir environ 5 kilogr. de poudre ; la vis de fond avait un petit diamètre.

Le tir a été exécuté avec le canon Woolwich de 228ᵐᵐ,6 et celui de 235ᵐᵐ,4 en employant des charges maxima de poudres anglaise et prismatique. Malheureusement ce tir ne donna pas des résultats suffisants pour résoudre les questions soulevées, parce que les trois cibles avaient été tellement détériorées par les tirs antérieurs, que tous les projectiles touchèrent des endroits déjà atteints dans les expériences antérieures.

Néanmoins on a pu en tirer les conclusions approximatives suivantes :

1° Les nouveaux obus Palliser n'étaient pas meilleurs que les précédents. Lorsqu'ils frappaient la cible, la partie cylindrique se brisait en un grand nombre d'éclats, dont beaucoup avaient la grosseur d'un pois ;

2° Les projectiles Gruson avec enveloppe mince de plomb, qui ont touché des parties endommagées des plaques, se sont brisés dans un plus grand nombre de morceaux que les précédents, qui avaient frappé sur des parties tout à fait intactes. Mais ce résultat ne suffit pas pour condamner ces nouveaux obus, car on sait que les projectiles se brisent plus facilement en frappant les parties détériorées des plaques,—qui leur communiquent des vitesses de direction variable, — que s'ils frappaient des endroits intacts qui ne changent pas la direction de la trajectoire. Les éclats de ces nouveaux projectiles étaient tous d'une grandeur suffisante ; aussi a-t-on pu admettre que la ténacité de ces projectiles n'avait pas diminué par l'application de l'enveloppe mince de plomb d'après le procédé de M. Gruson. Cette conclusion a été ultérieurement confirmée par l'expérience, de sorte que l'on peut re-

garder comme résolue la question des projectiles en fonte durcie avec enveloppe mince de plomb (1).

L'importance capitale de cette question a été plusieurs fois reconnue ;

3° Les obus Krupp en acier fondu, tirés dans ces expériences,
ont encore montré une anomalie déjà observée, c'est que ceux
qui étaient chargés n'ont pas tous éclaté en frappant la plaque.
Un de ces obus a touché la plaque de 152^{mm}4 de la cible n° 1, l'a
traversée et s'est perdu dans les champs : la plaque avait un
trou rond, mais la muraille en bois était considérablement dé-
tériorée.

Après ce tir, les cibles étaient dans un tel état de dégradation,
que la continuation des expériences n'aurait donné aucun résultat.

Les expériences de tir exécutées à Tegel contre des cibles cuirassées ont conduit aux conclusions suivantes, relativement aux
dispositions à prendre :

1° On devrait tirer, pour des expériences de cette nature, à des
distances moindres que celles qu'on a choisies, afin d'éviter une
perte de projectiles, une dégradation inutile des cibles cuirassées,
et des pertes de temps, de travail et d'argent. Il serait préférable de tirer à des distances assez petites pour avoir la certi-
tude d'atteindre l'endroit marqué sur la cible. Si l'on connaissait
les vitesses des projectiles relatives aux différentes distances pour
diverses charges, il serait facile de régler ces dernières de manière qu'un projectile, en atteignant la cible à une distance déterminée, possédât la même force vive qu'il aurait à des distances
connues où il aurait été tiré avec charge normale.

2° Le tir contre des cibles cuirassées dont la muraille serait
composée de bois et de fer, comme les cibles n°s 1 et 3, et aurait une résistance variable dans ses diverses parties, ne donne

_____

(1) La fabrique Gruson a depuis exécuté, pour divers gouvernements,
des commandes importantes d'obus en fonte durcie avec enveloppe mince
de plomb.

pas des résultats comparables. Pour apprécier les effets des projectiles de différente nature — sous le rapport de la force de pénétration, de la ténacité et de l'éclatement, — il serait plus rationnel de tirer contre des cibles cuirassées dont la muraille, entièrement composée de bois, offrirait ainsi partout, — comme la cible n° 2, — une égale résistance.

CHAPITRE XII.

ESSAI DU CANON DE 235^{mm},4 ET DU CANON WOOLWICH DE 228^{mm},6 SOUS LE RAPPORT DE LEUR DURÉE.

On avait fixé à 600 coups par canon le nombre de coups à tirer pour ces expériences de durée. La charge était de 24^{kil},0 de poudre prismatique pour le canon de 235^{mm},4 et de 19^{kil},5 de poudre anglaise (*large grained rifle powder*) pour celui de Woolwich.

Le canon Woolwich de 228^{mm},6 avait jusqu'alors tiré 299 coups, savoir : 271 avec la charge maxima de guerre ; 18 avec 13^{kil},5 de poudre anglaise, et 10 avec 19^{kil},5 de poudre ordinaire prussienne. Les projectiles pesaient de 106^{kil},5 à 115^{kil},0.

Après un tir de 138 coups, la lumière présenta du côté de la culasse un évasement de 20^{mm} dans la direction de la culasse. Les coups suivants produisirent dans cet évasement une fente parallèle à l'axe de l'âme. Après 292 coups, cette fente avait une longueur de 0^m,61, dont 0^m,38 en avant de la lumière et 0^m,23 en arrière. Après le 299° coup, on n'a pas mesuré cette fente qui paraissait allongée d'environ 0^m,13 et avoir ainsi une longueur d'environ 0^m,74. Si l'on observe que la fente s'est d'abord agrandie très-lentement, et s'agrandissait ensuite de plusieurs centimètres après chaque série de dix ou vingt coups ; que sa largeur en différents endroits dépassait un millimètre, on peut en conclure que sa profondeur atteignait l'épaisseur du tube en acier, qui était 0^m,0889.

Le tir était devenu dangereux avec ce canon mis hors de service pour la guerre, et on l'arrêta,

Il se produit à la lumière de tous les canons des évasements qui proviennent de la sortie des gaz de la poudre sous une énorme pression, et s'agrandissent à chaque coup. Cet accroissement, toutes choses égales d'ailleurs, est d'autant plus rapide que la dilatation du canon, due à l'expansion des gaz, est plus grande et la poudre plus brisante. L'évasement de la lumière précède et détermine la fente dont la grandeur augmente d'autant plus que la ténacité du canon est plus faible.

Le canon de Woolwich était dans ce dernier cas, car le tube intérieur en acier d'une petite épaisseur devait se dilater considérablement. On verra plus loin qu'il n'était pas construit de manière que la résistance des métaux fût la plus considérable, et que l'enveloppe en fer était ainsi insuffisante pour empêcher le tube d'acier de céder aux effets de la pression des gaz de la poudre. Cette enveloppe en fer forgé avait aussi l'inconvénient de se dilater progressivement plus que le tube intérieur en acier fondu; de sorte que ces deux parties du canon, après un certain nombre de coups, ont dû cesser d'être en contact, et que le tube intérieur d'acier devait alors résister seul à la pression des gaz, se fendre ou se briser si la limite d'élasticité était dépassée.

Telle est l'explication naturelle des agrandissements de l'évasement et de la fente, qui sont relativement beaucoup plus rapides dans le canon de Woolwich que dans celui de Krupp en acier fondu. On a aussi remarqué dans ce dernier un évasement à l'extrémité intérieure de la lumière, mais il n'a commencé qu'après un grand nombre de coups; le canon de 235^{mm},4, n° 2, après 400 coups, a présenté un évasement de 20^{mm} qui s'est agrandi très-lentement. Il était très-peu profond et a été enlevé facilement en fraisant l'extrémité intérieure de la lumière. Le canon en acier Krupp avait une épaisseur beaucoup plus grande que celui de Woolwich et était en outre renforcé par des cercles d'acier ajustés par un fort serrage. Il se dilatait peu et son extension définitive était si faible qu'on pouvait difficilement l'apprécier avec le meilleur instrument.

Il est regrettable que l'on n'ait pas mesuré les diamètres inté-

rieurs du canon Woolwich, car ils auraient mis en évidence un
agrandissement considérable du diamètre de la chambre. Quant
aux canons russes de 279^{mm},4 et de 228^{mm},6, on sait que, après un
tir de durée (400 à 700 coups), cet agrandissement était inappré-
ciable avec un instrument qui permettait d'apprécier de 0^{mm},254,
environ 1/4 de millimètre.

Les gaz de la poudre ne sont pas sortis par le canal percé à travers l'enveloppe extérieure en fer, quoique l'âme d'acier du canon
de Woolwich fût fendue. Ce canal, destiné à prévenir les servants
de la rupture du tube intérieur d'acier et à indiquer le moment
où il fallait cesser le feu, n'a donc pas répondu à son but.

L'agrandissement du diamètre du tube en acier, dans la partie
de l'âme où le mouvement du projectile commence, était assez
considérable, mais néanmoins sans gravité après 299 coups. On
ne l'a pas mesuré lorsque le canon Woolwich était tiré sans les
obturateurs disposés entre les projectiles et les gargousses; on
n'a pu ainsi constater les propriétés de ces obturateurs, qui, du
reste, pendant le cours des expériences, ont été remplacés par
ceux d'un autre modèle, envoyés de l'Angleterre.

La question des obturateurs n'est donc pas encore résolue, car
ceux en usage n'ont pas été trouvés satisfaisants. Mais, quoi qu'il
en soit, c'est une erreur de croire que les canons de Woolwich
avec leurs obturateurs résisteraient aussi bien à l'agrandissement
de l'âme que ceux du système prussien, se chargeant par la culasse.

On remarquera encore que, pendant les expériences, sept projectiles ont éclaté dans le canon Woolwich (non compris ceux
dont l'éclatement a eu lieu par la défectuosité des obturateurs es-
sayés). Mais ces éclatements n'ont pas produit de dégradations
dans l'âme. Le canon prussien de 235^{mm},4, n° 2, en acier avec anneau Broadwell, a tiré 676 coups, dont 652 au polygone de Tegel,
près Berlin, et 24 dans l'usine de M. Krupp, à Essen. Sur ces 676
coups ont été tirés :

2 coups avec une charge de 25$^{kil.}$,6 poudre prismatique.

422	»	»	24$^{kil.}$,0	»	»
12	»	»	25$^{kil.}$,0	»	»
18	»	»	24$^{kil.}$,0	»	ordinaire.
29	»	»	22$^{kil.}$,5	»	»
49	»	»	21$^{kil.}$,0	»	»
42	»	»	19$^{kil.}$,5	»	»
5	»	»	19$^{kil.}$,5	»	anglaise.

Les 97 coups restants ont été tirés avec 15$^{kil.}$,0, 16$^{kil.}$,5 et 18$^{kil.}$,0 de poudre ordinaire et 22$^{kil.}$,5 et 24$^{kil.}$,0 de poudre prismatique.

Le poids des projectiles a été, pour la plus grande partie de ces coups, de 153 kilog. et pour le reste de 123 et 165 kilog.

La mesure des pressions maxima des gaz de poudre, — avec l'appareil Rodmann — a donné la même valeur pour la charge de 19$^{kil.}$,5 de poudre ordinaire et celle de 24$^{kil.}$,0 de poudre prismatique adoptée comme normale.

On décida, en conséquence, que, pour les expériences de durée, tous les coups tirés avec des charges de 25$^{kil.}$,0, 24$^{kil.}$,0, 22$^{kil.}$,5, 21$^{kil.}$,0, et 19$^{kil.}$,5 de poudre ordinaire seraient comptés; le total des coups tirés avec le canon s'est ainsi élevé à 579 avec la charge maxima, et à 97 avec des charges inférieures. Parmi les 579 coups, 113 ont été tirés avec des charges supérieures à 24 kilogr. de poudre prismatique, poids de la charge maxima, et ont ainsi donné des pressions plus grandes que cette dernière.

Le feu, sauf pour un petit nombre de coups où l'inflammation a été produite à travers le coin de fermeture, a été mis par la lumière ordinaire, dont l'orifice est au-dessus du canon.

Après 430 coups, l'extrémité intérieure de la lumière présenta un évasement de 25 millimètres; on le fit disparaître en fraisant sphériquement la partie altérée à une profondeur de 7,5^{mm}, mais il reparut après 30 coups; on enleva le métal jusqu'à une profondeur de 25^{mm} et il ne reparut pas après un tir de 215 coups.

Cette question de l'évasement de la lumière dans l'intérieur du canon, très-importante lorsque le chargement se fait par la bouche, ne l'est plus lorsqu'il se fait par la culasse et que l'inflammation se produit à travers le coin de fermeture. Ce dernier mode évite l'affaiblissement des canons, qui est causé par le logement du grain de lumière et les évasements dans la partie du canon qui doit offrir le plus de résistance.

Après 176 coups, l'appareil de fermeture du canon a été dégradé, comme on l'a vu précédemment, lors de la description des expériences entreprises pour augmenter la vitesse initiale des projectiles. Le canon fut alors muni d'un autre coin de fermeture qui avait une section transversale un peu modifiée et un nouvel anneau Broadwell. Il tira les 500 coups restants avec ce nouveau coin sans aucune dégradation. Après 449 coups cet anneau présenta un évasement considérable à la surface supérieure. Il a été sans doute occasionné pendant le nettoyage du canon après le tir par l'écouvillon dont le bout était garni de fer. Cette dégradation de l'anneau n'aurait pas lieu si, pour le nettoyage, l'on mettait en place le guide-charge.

Le 28 novembre pendant les essais faits avec les projectiles Gruson à enveloppe mince de plomb, un d'entre eux chargé de $1^{kil},23$ de poudre éclata dans l'âme du canon.

Cet éclatement a été causé par une dégradation de la vis de fond, qui a donné passage au feu de la charge du canon. Les dégradations de l'âme qui en résultèrent étaient considérables. L'âme et les rayures étaient dégradées en cinq endroits; mais les dégradations les plus graves se trouvaient vers le fond du canon. Les rayures et les parois de l'âme, à quelques centimètres de la chambre, étaient complétement détruites sur une longueur de $0^m,56$.

Cette dégradation avait une largeur de 43 à 50^{mm} et une profondeur d'environ 5^{mm}, comptée du fond des rayures; sa direction était sensiblement parallèle à l'axe de l'âme. Une autre dégradation, située vers le même endroit, avait une longueur et une largeur moindres, mais une profondeur de $7,5^{mm}$ à partir aussi du fond des rayures. Cette dégradation avait fait disparaître plusieurs rayures, et les parois comprises entre elles présentaient une surface irrégulière, dont les stries étaient fortement inclinées sur l'axe du canon ; cette direction prouvait que l'éclatement du projectile avait produit un calage momentané dans l'âme. La ténacité considérable du projectile Gruson a forcé les gaz de sa charge de poudre de se réunir à ceux de la charge du canon après l'éclatement, de sorte que leur pression dans l'âme a dû s'élever à un degré extraordinaire et produire une extension des couches internes qui a dépassé les limites de l'élasticité de l'acier. Ainsi s'explique la fissure de 267^{mm} de longueur qui a été observée après ce tir dans la chambre du canon. Elle était parallèle à l'axe de l'âme et commençait, à 113^{mm} de l'origine des rayures, dans un endroit où le logement avait une profondeur de 2,5^{mm}, qui était la plus considérable. Elle se dirigeait ensuite vers le coin de fermeture mais sans l'atteindre. En regardant par la culasse du canon, on voyait la fissure vers la partie supérieure et la droite des parois de l'âme. Elle ne se prolongeait pas jusqu'à la lumière. Pour s'assurer que c'était bien une fissure et non un logement, on a tiré, le 3 décembre, 14 coups, savoir : 1 coup avec charge de 26^k,0 de poudre prismatique et des projectiles de 153 kilogr., et 11 coups avec charge de 24^k,0 de poudre prismatique et des projectiles de 165 kilogr.

Ce tir n'a laissé aucun doute sur la nature de la dégradation ; car la fissure s'était allongée de 90^{mm} dans la direction de la chambre, et sa largeur était trop faible pour pouvoir être mesurée.

Après ces essais de durée, subis de la manière la plus remarquable par le canon de 235^{mm},4, le tir fut suspendu (1).

Le coup où le projectile a éclaté dans le canon, et les 14 coups tirés ensuite avec des charges supérieures à la charge normale, ont constaté :

1° La grande ténacité du canon d'acier cerclé ;

2° Sa résistance à l'éclatement même avec une pression de beaucoup supérieure à celle que produit la charge normale.

On peut donc admettre que les canons Krupp en acier ont une résistance suffisante, et ne présentent aucun danger, même

(1) Voir notes § 4.

après avoir tiré un très-grand nombre de coups avec la charge maxima de guerre ; car, après toutes ces épreuves de durée, on n'a pu constater d'autre augmentation du diamètre de la chambre, que celle très-petite qui avait été produite par les premiers coups, et provenait sans doute de l'énorme pression exercée par les gaz contre les couches intérieures de métal de la chambre. Cette conservation du calibre est une preuve que les parois du canon n'avaient pas dépassé les limites d'élasticité de l'acier. L'accroissement du diamètre de l'âme du canon de 235^{mm},4 vers l'emplacement du projectile, après 676 coups, ne dépassait pas 2^{mm},5 de profondeur.

Il serait à désirer qu'on trouvât le moyen d'éviter, ou du moins de réduire, cette augmentation du calibre vers l'emplacement du projectile ; car la profondeur de ce logement augmente avec le nombre des coups, et ce défaut est la seule cause qui limite la durée des canons en acier de Krupp.

Les expériences exécutées avec les canons des deux systèmes ont donné les résultats suivants :

1° Après 200 ou 250 coups (1) le canon de Woolwich de 228^{mm},6 a été mis hors de service. Les dégradations produites après un nombre de coups relativement faible font considérer la résistance de ce canon comme insuffisante.

2° Le canon prussien de 235^{mm},4 offre une résistance suffisante pour un grand nombre de coups tirés avec des charges maxima.

3° Le coin cylindro-prismatique Krupp avec l'anneau Broadwell produisent une fermeture hermétique. La manœuvre du coin est facile.

4° L'inflammation centrale de la charge à travers le coin évite d'affaiblir le canon pour loger le grain de lumière et la cause de l'évasement. Ce moyen d'inflammation est donc d'une utilité incontestable pour la conservation des canons et doit être

(1) Après 259 coups, la fente du canon de Woolwich avait une longueur de 0^{m},600.

adopté pour tous ceux dont le calibre est supérieur à 15 centimètres.

5° Il est nécessaire, pour éviter l'augmentation du calibre de l'âme à l'emplacement du projectile, de faire des expériences avec des obturateurs qui seraient placés entre le projectile et la charge pour supprimer le vent.

Pour comparer, sous le rapport de l'éclatement, les canons des deux systèmes, il faudrait, 1° tirer avec le canon de Woolwich le nombre de coups suffisant pour arriver à celui qui a été tiré par le canon de 235mm,4 ; 2° continuer ensuite indéfiniment les expériences de durée avec les deux canons.

Si le canon de Woolwich résistait au même nombre de coups que celui de 235mm,4 — ce qui est douteux dans son état actuel, — il faudrait faire éclater un projectile dans l'âme, comme cela a eu lieu pour le canon de Krupp.

CHAPITRE XIII.

COMPARAISON DES CANONS DE WOOLWICH ADOPTÉS EN ANGLETERRE AVEC CEUX EN ACIER FONDU, SE CHARGEANT PAR LA CULASSE, QUI LE SONT PAR LA RUSSIE, LA PRUSSE, L'AUTRICHE, LA BELGIQUE, ETC.

I. *Manœuvre des canons et des projectiles par les servants.*

La comparaison des deux systèmes sous ce rapport est en faveur du canon de Woolwich, car la fermeture des canons se chargeant par la culasse demande : un entretien continu pour éviter la rouille ; une manœuvre exécutée avec précision par les servants, et, dans certains cas, une connaissance exacte de la construction de l'appareil. D'un autre côté, les projectiles avec enveloppe de plomb doivent être maniés avec plus de soin que ceux à boutons de bronze, et convenablement emballés dans les na-

6

vires pour éviter la dégradation de l'enveloppe de plomb; cet
emballage dans des caisses exige beaucoup d'espace, inconvénient dans les navires.

La manœuvre plus compliquée des canons du système prussien
offre quelques inconvénients pour l'artillerie de marine, qui em-
ploie des matelots mieux exercés à d'autres manœuvres qu'à
celle des canons.

Mais ces inconvénients ne sont pas particuliers au canon du
système prussien; on les rencontre dans tous les appareils dont
la construction est plus perfectionnée. Ainsi la manœuvre des ba-
teaux à vapeur exige plus de précision et d'habileté que celle du
bateau à voile ; celle des fusils rayés plus que ceux à canon
lisse, etc., etc. Ils sont, du reste, négligeables à côté des avantages
importants que possèdent les canons du système prussien et qui
ont été mis en évidence par les expériences comparatives.

On a attribué aux projectiles à enveloppe de plomb l'inconvénient d'une altération de l'adhérence des deux métaux par l'effet du temps ; mais des expériences spéciales, qui ont été exécutées en Prusse, ont complétement démontré l'erreur de cette
opinion. En effet, on a tiré au polygone de Tegel des projectiles
de 150^{mm}, qui avaient navigué pendant trois ans sur des navires
prussiens, dans diverses mers et sous des climats très-différents,
et la justesse de leur tir a été la même que celle des projectiles récemment emplombés. Ce résultat démontre la conservation parfaite de l'adhérence de l'enveloppe en plomb, malgré l'influence
du temps.

II. *Justesse de tir.*

La supériorité de la justesse de tir des canons qui se chargent
par la culasse et lancent des projectiles munis d'une enveloppe
de plomb ou d'un métal doux, est incontestable. La raison
en est donnée par les principes de la science d'artillerie : aussi
nous produisons les deux tableaux suivants, non pour démontrer
la supériorité du système prussien, mais pour en montrer la
valeur relative. Ces tableaux comparatifs de la justesse des canons

des deux systèmes ont été établis d'après toutes les expériences exécutées, à cet effet, avec les canons de Woolwich de 228^{mm},6 et ceux de 235^{mm},4 du système prussien. Les expériences de tir ont eu lieu à la distance de 900 mètres contre une cible de 5 mètres de hauteur sur autant de largeur; la charge était 19^{kil},5 de poudre anglaise et 24^k,0 de poudre prismatique avec des projectiles en fonte dure.

TABLEAU XVIII.

CANON	DÉVIATION		DÉVIATION ARITHMÉTIQUE moyenne relative au point d'impact moyen	
	verticale en mètres.	horizontale en mètres.	verticale en mètres.	horizontale en mètres.
Prussien de 235^{mm},4........	4^m,128	4^m,114	0^m,318	0^m,359
Anglais de 228^{mm},6 (Woolwich).	2^m,522	4^m,798	0^m,694	0^m,673

TABLEAU XIX.

CANON	DIMENSIONS DE LA CIBLE VERTICALE			
	pour 50 % de coups portants.		pour 99 % de coups portants.	
	Hauteur en mètres.	Largeur en mètres.	Hauteur en mètres.	Largeur en mètres.
Prussien de 235^{mm},4......	0^m,544	0^m,607	2^m,249	2^m,349
Anglais de 228^{mm},6......	4^m,142	0^m,423	4^m,800	4^m,343

En calculant la justesse de tir avec la formule de Didion et les nombres du tableau XVIII, on trouve que, pour des cibles de petites dimensions, celle du canon de 235^{mm},4 serait quatre fois plus grande que celle du canon de Woolwich. Nous sommes convaincus que, dans une lutte entre des navires cuirassés et des batteries de côte armées de canons rayés, celles-ci auraient non-seulement l'avantage sur les premiers, mais que cette supériorité, encore plus grande que jadis, forcerait les navires de commencer la lutte à des distances plus considérables. Cette augmentation des distances de l'attaque et les faibles dimensions d'un navire cuirassé doivent donc faire considérer la justesse du tir comme un des plus grands avantages de l'artillerie de côte. Par conséquent, sous ce rapport, les canons prussiens sont très-supérieurs à ceux de Woolwich.

L'artillerie de marine a émis l'opinion qu'une grande justesse de tir est moins nécessaire pour les navires, parce que, d'une part, les mouvements que leur impriment les vagues de la mer empêchent de pointer exactement, et, de l'autre, la guerre maritime se fera désormais à de très-faibles distances, pour permettre aux navires cuirassés l'emploi de l'éperon.

Nous admettons bien que, dans des cas particuliers, la grande justesse de tir des canons de la flotte soit sans influence marquée sur le résultat du combat, mais non qu'il en soit généralement ainsi.

D'abord la mer n'est pas toujours houleuse, et on peut alors exécuter le pointage exact des canons; lorsqu'elle est houleuse un combat naval est possible, mais non l'attaque d'une batterie de côte. Cette attaque ne peut se faire que par une mer calme, car, autrement, l'action des vagues contre le navire diminuerait considérablement la justesse des coups et les chances d'atteindre cette batterie.

Enfin la justesse du tir jouera aussi un grand rôle même par une mer houleuse, car l'effet définitif résulte de l'ensemble des avantages et des défauts; de sorte que, si l'on évite un seul défaut, — par exemple le peu de justesse du tir des canons, — on obtiendra un avantage relatif qui rendra plus efficace le résultat final du combat.

Nous ne pouvons prévoir si les navires se combattront désormais à des distances assez faibles pour que la justesse de tir soit

indifférente, mais il est certain que l'attaque des batteries de
côte commencera toujours à de grandes distances; de sorte que
la grande justesse du tir des canons prussiens donnera à l'artillerie de marine les mêmes avantages qu'à celle des côtes.

III. *Vitesse du tir, facilité des manœuvres, sécurité des servants.*

Nous regrettons de ne pouvoir comparer la vitesse du tir des
deux canons d'après les résultats des expériences comparatives
faites à ce sujet. Mais les affûts n'étaient pas du même système,
et des épreuves comparatives, dans de telles circonstances, n'auraient pas donné des résultats comparables. La vitesse du tir, en
effet, ne dépend pas seulement de la construction du canon, mais
aussi, et à un haut degré, du système de l'affût, du châssis et des
dispositions adoptées pour faciliter le chargement ; de la vigueur
et de l'habileté des artilleurs, et enfin des circonstances du tir, selon
qu'il a lieu derrière une muraille de navire, par une embrasure
ou par-dessus le parapet. Aussi des résultats relatifs à la vitesse
du tir, qui ont été obtenus dans différents pays, ne sont pas comparables et, par conséquent, insuffisants pour apprécier celle des
canons des divers systèmes. Ainsi, par exemple, le soulèvement
et l'introduction d'un projectile lourd dans un canon se chargeant
par la bouche, sont des opérations difficiles, mais qui s'exécutent
très-facilement par les artilleurs anglais, supérieurs à ceux des
autres pays par leur haute taille et leur force. Les difficultés du
chargement des canons par la bouche sont encore plus grandes
pour le tir par les sabords que pour celui qui s'exécute au-dessus du parapet. Nous pouvons donc, seulement, comparer les
difficultés et les moyens de chargement des deux systèmes des
canons.

L'écouvillon doit être quatre fois introduit dans l'âme du canon
de Woolwich et en être retiré autant de fois, savoir :

1° Pour le nettoyage du canon ;

2° Pour pousser la charge ;

3° Pour introduire l'obturateur ;

4° Pour l'introduction du projectile.

Le chargement du canon se chargeant par la culasse s'exécute comme suit :

1° On ouvre le coin de fermeture ;

2° On introduit le tube guide-charge et on nettoie la chambre, s'il est nécessaire ;

3° On introduit le projectile et la charge ;

4° On retire le tube guide-charge ;

5° On referme la culasse.

Les nettoyages de l'âme après chaque coup sont inutiles, d'après les expériences faites à Tegel et celles de durée qui ont été exécutées en Russie avec le canon de 279^{mm},4.

Dans les épreuves, faites à Essen avec le canon russe de 279^{mm},4 les projectiles étaient graissés avec du suif, et, dans les expériences de Tegel, recouverts d'une couche de cire fondue dans de la benzine. Cette cire fondue était mise sur les projectiles avec un pinceau, comme la peinture. Elle séchait très-vite, de sorte que les projectiles emmagasinés étaient toujours prêts pour le tir. Ces projectiles graissés avec du suif, et ceux qui avaient reçu une couche de cire, ont empêché l'encrassement et l'emplombage des rayures du canon. Les expériences de Tegel ont aussi montré que cette couche de cire était sans influence sur le tir, même après 25 coups tirés consécutivement et sans nettoyer l'âme du canon.

Le temps nécessaire pour manœuvrer l'écouvillon du canon de Woolwich est beaucoup plus considérable que pour le canon prussien. L'élévation du projectile à la hauteur de la bouche du canon, l'introduction de ses boutons dans les rayures, et enfin le refoulement du projectile au fond de l'âme, sont des opérations qui demandent beaucoup plus de temps pour le canon de Woolwich qu'avec le dernier, surtout pour le tir par les embrasures et les sabords ; car l'espace entre la bouche du canon, le parapet ou la muraille du navire est très-restreint. Pendant l'écouvillonnage et l'introduction de la gargousse et du projectile dans le canon, la hampe de l'écouvillon dépasse les sabords, ou les embrasures, et empêche de les fermer, pour protéger les servants contre les projectiles de l'ennemi. L'emploi d'un écouvillon articulé ralentit considérablement le tir. L'écouvillonnage du canon et les manœuvres nécessaires pour élever le projectile à la hauteur du canon, l'introduire et le placer dans la chambre sont beaucoup plus faciles et rapides avec le chargement par la culasse.

Lorsque l'on tire par-dessus le parapet, le corps du canon qui se charge par la culasse abrite en partie les servants contre les projectiles de l'ennemi, tandis qu'ils sont découverts pendant les opérations du chargement des canons qui s'exécute par la bouche.

Les canons du système prussien permettent aussi de fermer les embrasures ou les sabords avec des portières pendant le chargement. Il suffit seulement de les ouvrir pour pointer et tirer.

Aussi, malgré les manœuvres nécessaires pour ouvrir et fermer la culasse, mettre en place et retirer le guide-charge, on peut admettre que le tir des canons prussiens est plus rapide, plus précis et beaucoup moins dangereux pour les servants que celui du canon de Woolwich.

Le degré de sécurité des servants contre les projectiles ennemis exercera toujours une grande influence sur la rapidité du tir et l'observation rigoureuse des conditions essentielles à l'efficacité du tir. Aussi l'artillerie de la marine anglaise donna-t-elle d'abord la préférence aux canons se chargeant par la culasse, dont un certain nombre fut mis en essai dans la flotte ; mais on reconnut bientôt que le métal de la vis de culasse et le tracé de la pièce de fermeture ne permettaient pas l'emploi des fortes charges de poudre, qui sont nécessaires pour percer les plaques de blindage. L'Angleterre, qui ne pouvait alors produire l'acier fondu en grandes masses, fut donc obligée de renoncer aux canons se chargeant par la culasse et de revenir à ceux qui se chargent par la bouche. Mais, dans la pratique, ce chargement présenta des difficultés pour les canons de gros calibre. On n'a pas encore trouvé un procédé convenable pour écouvillonner les canons qui doivent tirer par les sabords et les embrasures, et des écouvillons de diverses espèces sont encore en essai.

Ces difficultés ont conduit à essayer des plates-formes tournantes, sur lesquelles on fait tourner les canons de 90°, mais les essais ne sont pas encore terminés. On a aussi essayé des projectiles de différentes formes pour reconnaître celle d'entre elles qui rendrait plus faciles les manœuvres du chargement et assurerait mieux leur position contre la charge. Parmi ces projectiles, les uns ont le culot fortement arrondi, d'autres ont les boutons postérieurs plus rapprochés du centre de gravité, et enfin d'autres n'ont qu'un seul rang de boutons ou d'ailettes.

Il reste encore à considérer l'influence du chargement par la bouche sur la construction de l'affût et du châssis.

Ce mode de chargement exige que la bouche des canons soit assez reculée de la muraille du navire ou du parapet, et ce grand recul nécessite une longueur du châssis et un espace pour les manœuvres plus considérables que les canons se chargeant par la culasse. C'est pour diminuer ces inconvénients que l'artillerie anglaise a été obligée de raccourcir ses canons et d'employer une poudre plus brisante et d'une combustion plus vive.

IV. *Effets des projectiles contre des cibles cuirassées.*

Les expériences de Tegel ont montré que non-seulement le canon de $235^{mm},4$ avec une charge de 24 kilog. de poudre prismatique, mais encore celui de $209^{mm},2$ avec 17 kilog. de la même poudre ont produit contre les cibles cuirassées des effets plus considérables que le canon de Woolwich de $228^{mm},6$ avec $19^{kil}.,5$ de poudre anglaise.

Les obus prussiens non chargés ont toujours produit dans les cibles des ouvertures et des dégâts plus considérables que les projectiles anglais. Cette supériorité des premiers provenait de leur plus grande force vive lorsqu'ils atteignaient la cible, et de leur grande ténacité qui leur permettait de la traverser soit sans se briser, soit en se brisant en moins d'éclats que les projectiles Palliser. Les projectiles de Gruson se brisaient généralement en deux morceaux, savoir : la tête et la partie cylindrique. La partie de la cible n° 3, qui était cuirassée avec une plaque de $228^{mm},6$, n'a été entièrement traversée par aucun des deux canons, qui, d'ailleurs, n'ont tiré chacun qu'un seul coup. Mais la pénétration des obus de 235^{mm},4 en acier et de 209^{mm},2 Gruson était plus grande que celle du projectile Palliser de 228^{mm},6 ; le projectile de 234^{mm},5 avait atteint une partie de la cible dont la résistance était exceptionnelle, et la partie cylindrique s'était considérablement refoulée où elle est la moins épaisse. L'obus de 209^{mm},2 de Gruson n'a pas été tiré contre la plaque de 228^{mm},6, mais ce projectile et l'obus en acier à paroi épaisse auraient certainement traversé la cible dans les parties qui présentaient une résistance normale. On remarquera aussi que l'adoption de l'enveloppe mince de plomb pour les projectiles en fonte dure augmenterait considérablement leurs effets.

Les expériences exécutées avec ces derniers projectiles ont démontré que l'application de l'enveloppe mince de plomb n'avait aucune influence sur leur solidité.

Les vitesses de ces projectiles, mesurées à de différentes distances de la bouche du canon, sont données dans le tableau XX ; le tableau XXI donne leurs forces vives en kilogrammètres, par centimètre carré de section transversale, aux mêmes distances.

TABLEAU XX.

CANON.		VITESSE DES PROJECTILES AUX DISTANCES DE					POIDS des projectiles en kilogr.
Désignation.	Charge de poudre en kilogr.	0^m,00 en mètres.	47^m,00 en mètres.	445^m,00 en mètres.	690^m,00 en mètres.	945^m,00 en mètres.	
de Woolw. 228^{mm},6	anglaise. 49^k,5	407^m,000*	404^m,000	379^m,900	365^m,900	354^m,900*	443^k,5
235^{mm},4	prismatiq. 24^k,0	394^m,500*	392^m,000	372^m,300	362^m,600	354^m,500*	452^k,5
cerclé. 200^{mm},2	47^k,0		420^m,500				100^k,0
massif. 209^{mm},2	13^k,0		374^m,800				100^k,0
Id.	14^k,0		338^m,400				100^k,0
Id.	14^k,0		327^m,900				100^k,0
Id.	10^k,0	349^m,100*	347^m,800	307^m,700	303^m,200	299^m,800	100^k,0

* Les vitesses marquées par * sont calculées approximativement ; toutes les autres ont été directement mesurées.

TABLEAU XXI.

CANON.		FORCE VIVE par centimètre carré de la section transversale du projectile aux distances de				
Désignation.	Charge de poudre en kilogr.	$0^m,00$	$47^m,00$	$445^m,00$	$690^m,00$	$945^m,00$
de Woolwich. $228^{mm},6$	anglaise. $49^k,5$	$2378^{k.m}$	$2344^{k.m}$	$2072^{k.m}$	$1922^{k.m}$	$1804^{k.m}$
prussien. $235^{mm},4$	prismatique. $24^k,0$	2792	2252	2482	2366	2252
cerclé. $209^{mm},2$	$17^k,0$		2624			
massif. $209^{mm},2$	$13^k,0$		2082			
Id.	$44^k,0$		1696			
Id.	ordinaire. $44^k,0$		1593			
Id.	$40^k,0$	1509	1497	1402	1363	1332

Ces deux tableaux sont graphiquement représentés sur les planches II et III. Les courbes, ainsi obtenues, montrent la relation qui existe entre les vitesses et les forces vives à égalité de distance.

Les forces vives ont été calculées dans l'hypothèse où le poids des projectiles en fonte dure serait celui qu'ils auraient avec l'enveloppe mince en plomb, dont l'application est aujourd'hui facile. Ces courbes des forces vives donnent ainsi une idée de la pénétration relative de ces projectiles dans les cibles cuirassées, lorsqu'ils sont tirés avec des canons se chargeant par la culasse.

Les courbes des forces vives relatives aux canons de $235^{mm},4$ et de $228^{mm},6$ de Woolwich montrent que la puissance du premier augmente relativement avec la distance. On trouve, en effet, que le rapport des forces vives des projectiles de $228^{mm},6$ de Woolwich et de $235^{mm},4$, qui est 1 à 1,18 à 47 mètres, devient 1,25 à la distance de 945 mètres, et augmente ensuite continuellement avec les distances.

L'expérience a montré que le projectile du canon de 228ᵐᵐ,6 de Woolwich traversait à 425 mètres une cible cuirassée avec des plaques de 203ᵐᵐ,2 ; mais les courbes et le tableau XXI montrent que celui du canon de 235ᵐᵐ,4 la traverserait à 1,300 mètres avec le même excès de force vive.

On peut donc admettre, eu égard à la ténacité des projectiles du canon de 235ᵐᵐ,4, qu'ils traverseraient encore la cible de 203ᵐᵐ,2 à 1,500 mètres, s'ils la frappaient à angle droit.

Le canon cerclé de 209ᵐᵐ,2, moins lourd que celui de 228ᵐᵐ,6 de Woolwich, doit être plus puissant que ce dernier pour percer les cibles cuirassées aux distances moyennes ; car les forces vives, par centimètre carré de la section transversale de ces deux projectiles, sont, dans le rapport 1 : 1,12 à la distance de 47 mètres de la bouche des canons. Cette conclusion théorique est confirmée par l'expérience, car le projectile du canon de 209ᵐᵐ,2 a traversé la cible cuirassée avec une plaque de 203ᵐᵐ,2 et a pénétré dans celle qui l'était avec une plaque de 228ᵐᵐ,6 plus profondément que le projectile Palliser tiré avec le canon de 228ᵐᵐ,6 de Woolwich. Cette comparaison est seulement relative aux obus non chargés ; mais la supériorité serait encore plus marquée s'ils étaient chargés, car les expériences du tir ont montré que les projectiles prussiens produisaient, alors, des effets beaucoup plus grands que lorsqu'ils n'étaient pas chargés, tandis que le contraire avait lieu avec des projectiles anglais.

Dans les expériences de Tegel les obus anglais chargés se sont brisés avant d'avoir percé la plaque, et cette rupture a déterminé l'inflammation de leur charge explosive. Les projectiles prussiens, en acier ou en fonte de Gruson, ont éclaté dans la muraille de bois et y ont causé de grands dégâts, ainsi que dans les poutres de support.

Les projectiles chargés doivent éclater avant d'avoir traversé les murailles du navire, pour produire les plus grands effets, soit contre elles, soit contre le matériel de l'artillerie et les servants. Ils produiront alors, même si un seul coup frappe à la ligne de flottaison, une voie d'eau qu'il sera difficile d'aveugler promptement. Une pareille brèche obligera nécessairement le navire de cesser le combat pour s'occuper de son sauvetage, et elle sera bien plus rapidement produite avec des projectiles chargés qu'avec ceux qui ne le sont pas.

Les obus sphériques des anciens obusiers avaient donné aux batteries des côtes une supériorité assez grande sur les navires en bois pour obliger de cuirasser ces derniers avec des plaques en fer forgé. Néanmoins, la plupart des questions relatives au tir des projectiles chargés contre ces navires cuirassés sont encore à résoudre ; cependant il serait urgent de s'occuper de leur solution, pour maintenir aux batteries de côte leur supériorité sur les navires armés de canons rayés et protégés par des blindages en fer.

V. *Durée des canons et sécurité des servants contre l'éclatement.*

La durée des canons, à circonstances égales, dépend de leur tracé et de celui du projectile, de la nature du métal dont ils sont fabriqués, et enfin de la manière dont les parois du canon sont construites.

Nous avons discuté l'influence du tube intérieur, de la nature du métal et de la fabrication des canons des systèmes prussien et anglais sur leur durée ; il nous reste maintenant à comparer ces durées d'après les résultats et l'expérience.

La supériorité des canons et des projectiles du système prussien est incontestable sous le rapport de la construction. Les accroissements du diamètre de la chambre à l'emplacement du projectile, qui sont si nuisibles à la durée des canons, ont été bien moindres dans le canon prussien que dans celui de Woolwich. Ils auraient été encore plus faibles dans le premier, si, pour son tir, on avait fait usage d'obturateurs comme pour celui de Woolwich. Les évasements et les fentes à l'extrémité intérieure de la lumière, qui mettent le canon hors de service, ont disparu avec le chargement par la culasse et la mise du feu à travers le coin de fermeture. L'inflammation de la charge, à travers la culasse des canons se chargeant par la bouche, ne produirait pas les mêmes résultats ; car les évasements et leurs conséquences ne pourraient être évités. En effet l'extrémité intérieure de la lumière, qui fait partie du corps du canon, s'agrandit à chaque coup et détermine d'abord un évasement, puis des fissures, comme on l'a montré précédemment.

Les expériences de Tegel ont montré que des projectiles du canon Woolwich ont éclaté dans l'âme, par suite des chocs contre les parois. On a compté sept éclatements, sans compter trois autres, produits par les défauts de construction des obturateurs, c'est-à-dire 2 1/3 p. 100 du nombre de tous les projectiles tirés. L'éclatement des projectiles dans l'âme pourrait causer des effets désastreux, si les éclats s'y forçaient. Aucun des projectiles du canon de 235mm,4, soit ordinaire, soit avec enveloppe mince, n'a éclaté dans l'âme ; cependant un des projectiles munis d'anneaux de plomb y a éclaté ; mais nous avons montré précédemment que ces anneaux n'assuraient pas leur direction pendant le trajet dans l'âme.

Avant de comparer la durée des canons des deux systèmes, sous le rapport du métal et de la fabrication, nous décrirons brièvement cette dernière.

Les canons de gros calibre du système prussien sont en acier fondu Krupp, et enveloppés, suivant leur calibre, de deux ou trois couches de cercles en acier fondu. Ces cercles sont ajustés sur le canon avec une tension qui a été déterminée par les recherches théoriques du général Gadolin, et des expériences spéciales qui ont été faites avec grand soin pour mesurer la résistance de l'acier fondu à l'allongement et à la rupture. Les canons ainsi cerclés peuvent supporter une pression des gaz de la poudre, une et demie à deux fois plus grande que les canons massifs. Non-seulement la précision apportée à l'opération du cerclage et l'identité des propriétés de l'acier de la fabrique Krupp sont assurées, mais encore les conditions indiquées par la théorie, pour donner aux canons la plus grande résistance, sont pratiquement réalisées, dans chaque cas, avec la plus rigoureuse exactitude.

Les canons anglais de gros calibre se fabriquent d'après deux systèmes : celui d'Armstrong et celui de Fraser. Les deux systèmes ont trois parties communes, savoir :

Le cercle porte-tourillons, le tube intérieur qui forme l'âme du canon et la vis sur laquelle s'appuie le fond de ce dernier. Ce tube a été fabriqué tantôt en fer forgé, tantôt en acier. Mais, depuis le mois de février 1868, le comité de l'artillerie anglaise a décidé qu'il serait exclusivement en acier.

Dans le système Armstrong la partie postérieure du tube intérieur est entourée d'un manchon en fer forgé, dont les fibres sont parallèles à l'axe du canon. La vis de culasse est vissée dans ce manchon, de manière à presser fortement l'extrémité du tube intérieur. Cette vis et le manchon en fer doivent, lorsqu'on tire le canon, résister aux forces qui tendent à produire la rupture transversale ; c'est pour cela que les fibres du fer du manchon ont été dirigées parallèlement à l'axe. Le manchon en fer forgé et le tube intérieur sont recouverts par une série de deux manchons concentriques, dont chacun est composé de barres en fer forgé, roulées en hélices et soudées ensemble. Chaque manchon est exactement tourné intérieurement et extérieurement pour obtenir un parfait ajustage. Cette première série est couverte partiellement d'une seconde, composée de trois manchons. Le canon de 228^{mm},6 reçoit, vers la culasse, un dernier manchon qui porte les tourillons. La direction des hélices, formées par les barres, est de sens contraire dans les séries successives de manchons. Ces manchons, formés de barres hélicoïdales, s'opposent très-énergiquement à l'effet des gaz de la poudre, qui tendent à produire la rupture longitudinale du canon, parce que les fibres du fer sont sensiblement dans la direction de l'action des forces brisantes.

Le canon Armstrong de 228^{mm},6 est composé de 10 parties :

1° Le tube intérieur ;
2° Le manchon en fer ;
3° La vis ;
4° L'anneau porte-tourillons ;
5° Six manchons.

Les canons du système Fraser reçoivent seulement un seul manchon composé de deux parties, dont l'une va de la culasse au milieu de la longueur du tube intérieur, et l'autre achève de le recouvrir jusqu'à la bouche. Ces manchons sont construits comme suit : on roule d'abord en hélice de longues barres de fer autour d'un mandrin, puis au-dessus un second rang en hélice de pas contraire, puis un troisième rang d'hélices du même sens que le premier. Le manchon, composé de trois hélices concentriques, est alors soudé, puis tourné intérieurement. Les couches successives des barres enroulées ne sont pas, comme on le voit, forgées et travaillées séparément ; de sorte que la main-d'œuvre est beaucoup moindre pour les canons Fraser que pour ceux d'Armstrong ; aussi les premiers coûtent deux fois moins cher que les seconds. Le manchon, ajusté sur la partie antérieure, est fabriqué de la même manière, mais n'est composé que d'une seule couche de barres roulées en hélice. Le canon de 228^{mm},6 de Fraser se compose seulement de 5 parties :

1° Le canon intérieur ;

2° La vis ;

3° L'anneau porte-tourillons ;

4° Deux manchons.

Les diverses parties sont ajustées à chaud sur le canon et compriment le tube intérieur.

Les canons anglais sont donc principalement composés de parties en fer forgé, qui sont réunies par soudage, tandis que les canons Krupp sont fabriqués exclusivement en acier fondu et forgé.

Hodkinson et Kirkaldy ont fait des expériences nombreuses et très-précises pour comparer l'allongement et la ténacité des barreaux en fer forgé et de ceux en acier fondu qui avaient été coupées dans des canons Krupp de gros calibre. Il en est résulté que : « 1° la limite de l'élasticité, c'est-à-dire celle où l'allonge-« ment cesse d'être proportionnel à la force de traction, est de « 1200 atmosphères pour le fer forgé, et de 2,400 pour l'acier « fondu des canons Krupp ; 2° la limite de la ténacité, — c'est-à-« dire la force qui produit la rupture, — est : de 3,600 atmos-« phères pour le fer forgé, et de 7,200 atmosphères pour l'acier « des canons Krupp. » Les nombres, qui sont indiqués dans les ouvrages techniques, sont encore plus favorables à l'acier fondu. On remarquera que les cercles en acier fondu ajustés sur les canons de Krupp, étant forgés très-énergiquement, pourront résister à des efforts supérieurs à ceux qui viennent d'être indiqués.

Les nombres précédents, si éloquents qu'ils soient en faveur de l'acier fondu, ne démontrent cependant pas rigoureusement la supériorité de ce métal sur le fer forgé, parce que les canons ne sont pas de simples barres de fer ou d'acier, mais bien de grandes masses de ces métaux. Mais chacune des diverses parties des canons en acier fondu est d'abord obtenue par fusion, puis forgée à fond avec un marteau d'une très-grande puissance, tandis que chaque partie des canons en fer résulte du soudage des barres de ce métal. Aussi la ténacité, dans le premier cas, peut toujours être obtenue constante, tandis que dans le second elle varie nécessairement avec le plus ou moins de la perfection du travail de soudage.

Cette supériorité de l'acier fondu sur le fer forgé en grandes masses est reconnue par tous les ingénieurs. Aussi, depuis qu'on peut produire ce métal en quantité considérable, a-t-il généralement remplacé le fer forgé pour tous les objets qui demandent une grande ténacité; ainsi, les essieux et les bandages des roues des locomotives et des wagons, les arbres des navires à vapeur, et les parties des machines locomotives et marines, dont la rupture peut occasionner de graves accidents et la mort d'hommes, jadis fabriqués en fer forgé, le sont actuellement en acier fondu.

Cette opinion des ingénieurs civils, sur les qualités relatives de ces deux métaux, peut être, avec avantage, étendue à la fabrication des bouches à feu.

La durée des canons en fer dépend de l'exécution rigoureuse d'un grand nombre de conditions dont il est quelquefois impossible au chef d'atelier de s'assurer. La qualité du canon dépend ainsi, du travail plus ou moins consciencieux et de l'habileté spéciale de chaque ouvrier. Les expériences faites avec un canon ne permettent donc pas de conclure pour les autres, puisque chacun possède des propriétés particulières, qui dépendent de sa fabrication spéciale.

Il ne suffit pas à une fabrique d'acier fondu, pour faire de bons canons, de posséder le puissant outillage mécanique, indispensable à la fabrication de ce métal en grandes masses ; il faut encore, pour une fabrication régulière de bons canons en acier fondu, une longue expérience et une organisation rationnelle du travail dans toutes ses parties. Mais, quand des expériences nombreuses ont constaté l'identité des qualités des canons et montré que toutes les conditions essentielles à une bonne fabrication sont parfaitement exécutées, leur qualité est alors indépendante de l'habileté individuelle, et n'est plus un effet du hasard ! Les canons Krupp ont tous des qualités identiques, de sorte que les résultats des expériences faites avec un canon sont applicables à tous les autres du même modèle.

Les considérations émises précédemment pour expliquer l'incertitude de la durée des canons en fer forgé, par suite de l'imperfection du soudage du fer en grandes masses, sont confirmées par le tableau suivant des canons anglais de gros calibre qui ont éclaté dans les épreuves.

Ce tableau XXII est extrait des tableaux anglais du 27 avril 1866, qui sont contenus dans les rapports officiels, sur des expériences, faites en Angleterre, rapports imprimés par ordre de la Chambre des Communes.

On verra que les dégradations résultant du défaut de la soudure sont fréquentes.

La plupart des canons, dont il est question dans ce tableau, avaient des rayures *Shunt* actuellement abandonnées; mais le métal et le mode de fabrication des canons anglais sont encore les mêmes.

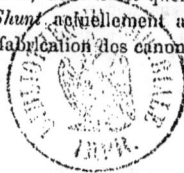

TABLEAU XIII.

NUMÉRO DES CANONS.	CALIBRE en millim.	SYSTÈME DES RAYURES.	SYSTÈME DE CONSTRUCTION DES CANONS.	NOMBRE DE COUPS.	OBSERVATIONS.
487	337,8	Rayures Shunt	Armstrong, canon intérieur en fer forgé.	392	Mis hors de service : diverses détériorations et commencement de fissures; soudure imparfaite à 254mm de la bouche du canon.
300	330,2	Id	Armstrong, canon intérieur en acier.	51	Mis hors de service : le canon intérieur a éclaté en huit morceaux au canon; le manchon intérieur a éclaté vers la culasse, ainsi qu'un des manchons intermédiaires.
489	266,7	Id	Armstrong, canon intérieur en fer forgé.	299	Mis hors de service par suite d'une soudure défectueuse, près de la bouche; les morceaux vont légèrement déplacés, la chambre est beaucoup agrandie.
599	254,3	Id	Armstrong, canon intérieur en fer forgé.	269	Mis hors de service : un grand évasement dans l'âme, vers la position de divers manchons; toutes les parties du canon étaient ébranlées.

192	298,6	Rayures Thomas	Canon intérieur en fer forgé.	44	Événements considérables à la culasse.
198	298,6	Rayures Woolwich	Id	345	Mis hors de service : dégradations considérables produites par les gaz de la poudre.
186	298,6	Rayures Shunt	Id	396	A éclaté le 9 mars 1865, au 396e coup; charge, 15k,5; projectile, 44k long.
197	477,8	Id	Frasur.	104	A éclaté le 25 juin 1865; le canon a été réparé et essai d'un nouveau tube intérieur avec rayures Woolwich.
917	298,6	Id	M	300	Rayures fortement endommagées; les gaz de la poudre avaient fait un trou dans le culasse.
990	477,8	Rayures système français	M	636	Dégradation de la culasse; le tube intérieur était faussé.
492	477,8	Rayures Thomas	Id	2	A éclaté au 9e coup.
430	477,8	M	Id	10	A éclaté au 10e coup.

Ces effets montrent que les canons anglais sont exposés à des dégradations particulières qui, jusqu'alors, ne se sont pas manifestées dans les autres. Ce sont des agrandissements du diamètre de l'âme très-prononcés vers la culasse.

Cette dégradation se produit toujours au-dessous de l'axe du canon, et peut s'étendre dans toute la longueur du tube intérieur par un tir prolongé. On n'a pas encore pu en donner une explication satisfaisante et trouver un moyen de l'éviter malgré sa gravité.

Dans les canons cerclés de Krupp les diverses parties sont disposées de manière à satisfaire les indications de la théorie d'après laquelle, lorsque les parois intérieures ne sont pas exposées aux pressions du gaz, les couches extérieures du métal doivent être soumises à une tension déterminée, et les couches intérieures de l'âme, à une certaine compression. On égalise ainsi plus ou moins les résistances partielles des diverses couches ; et il en résulte que, quand les gaz de la poudre se développent (1), l'extension de celles qui sont intérieures est diminuée, et celle des extérieures augmentée ; double résultat qui contribue à l'accroissement de la résistance totale du canon.

Un canon cerclé en acier fondu peut supporter une pression intérieure de 1 1/2 à 2 fois plus grande que celui qui ne l'est pas. Le cerclage s'exécute d'après la théorie du général Gadolin. Les expériences exécutées en Russie, sur des canons cerclés en fonte et en acier, pour constater leur durée, ont montré qu'elle était très-supérieure à celle des canons massifs, et que l'on pouvait pratiquement satisfaire, avec une approximation suffisante, aux exigences de la théorie. La tension de chaque couche de cercles est calculée d'après cette théorie. Les expériences qui ont été faites

(1) Le général Gadolin a démontré, dans sa *Théorie de la résistance des canons*, que, quels que soient le calibre et le métal du canon, les résistances partielles des couches extérieures et intérieures doivent être dans le rapport suivant ;
1/5 quand l'épaisseur des parois est d'un calibre.
1/8, 5   id.   id.   1/2   id.
1/13   id.   id.   2   id.

pour reconnaître la loi de l'allongement des barres d'acier soumises à l'action de différentes forces, ont donné le moyen de déterminer les diamètres nécessaires aux divers cercles pour satisfaire aux exigences de la théorie sous le rapport de la tension.

Les canons anglais ne sont pas construits en ayant égard à ces conditions théoriques des couches du métal. Elles peuvent cependant être satisfaites par hasard, et, comme on le verra, devenir alors tantôt utiles, tantôt nuisibles à la durée du canon. Les canons anglais sont composés de plusieurs parties, non pour satisfaire à des conditions théoriques, mais uniquement pour donner aux fibres du fer la direction la plus avantageuse à la résistance et faciliter la vérification de la qualité des soudures dans le système Armstrong. Les canons fabriqués d'après le système économique de Fraser en donnent une preuve, car, dans les expériences de durée, ils se sont à peu près aussi bien comportés que ceux du système Armstrong. Ce sont ces résultats qui ont déterminé le comité de l'artillerie anglaise (*The English Ordnance select Committee*) à donner la préférence aux canons construits d'après le système Fraser. Ce choix montre que le Comité n'attribue aucune propriété théorique au nombre et à la disposition des couches du métal dans les canons anglais.

Une disposition rationnelle des couches du métal ne peut donc exister dans les canons anglais, car on ne s'en préoccupe pas dans la construction de leurs diverses parties. C'est par la pratique que l'on a déterminé les diamètres des divers manchons ou cercles, qui sont convenables pour obtenir un serrage suffisant, et empêcher leur déplacement par l'effet du tir. La tension du fer forgé dans les manchons, en raison de leurs diamètres, est tout à fait arbitraire. Leur fabrication n'a pas une précision suffisante, et on n'a aucun égard aux exigences de la théorie de la résistance des canons.

Nous ferons remarquer que l'*idée* de la compression des couches intérieures et de la tension des couches extérieures du métal ne suffit pas pour obtenir ces résultats.

Il est nécessaire de connaître la théorie mathématique du cerclage des canons et les allongements correspondant aux diverses tensions des métaux employés à leur fabrication. Nous avons dit précédemment que la disposition du métal dans les canons anglais pouvait être utile ou nuisible selon le hasard. En effet, si la différence entre les diamètres du tube intérieur et du manchon est grande, le fer de ce dernier sera soumis à une tension si considérable, qu'il se brisera lorsqu'il sera soumis à l'allongement produit par le tir. Si, au contraire, la différence de ces diamètres est faible ou même négative, la résistance du manchon sera inférieure à celle que le métal opposerait si le canon était massif. Le tableau des canons anglais détériorés et éclatés, que nous donnerons plus loin, confirme la justesse des considérations émises relativement au danger qui résulte de cette disposition arbitraire du métal.

L'éclatement de plusieurs manchons montre qu'on leur avait donné une tension proportionnellement trop forte lors de la fabrication des canons. L'éclatement d'un tube intérieur en acier peut être attribué à une tension insuffisante des manchons.

Nous croyons avoir suffisamment prouvé que les canons anglais, sous le rapport de la construction de l'âme et des projectiles, de la ténacité du métal, des procédés de fabrication de leurs diverses parties et de leur ensemble, ont une durée bien inférieure à celle des canons cerclés en acier Krupp et beaucoup moins régulière.

Maintenant passons à la comparaison de la durée des canons des deux systèmes, d'après les résultats des expériences faites pour la reconnaître :

1° En Russie on a exécuté des tirs de durée avec deux canons de 203^{mm},2 massifs et du poids d'environ 7,800 kilogr.

Un de ces canons a tiré 1,205 coups, savoir : 729 avec des charges de 10^{kil},25, et le reste avec des charges de 11^{kil},5 et 12^{kil},9 de poudre prismatique ; le poids du projectile était d'environ 82 kilogr. L'autre canon a tiré 707 coups, savoir : 57 avec des charges au-dessous de 11^{kil},1 de poudre prismatique, 386 coups avec cette dernière charge, et les autres en grande partie avec 12^{kil},9 de poudre prismatique (*Journal de l'Artillerie russe*, 1869, n° 1, page 197).

Ces deux canons, sauf un léger agrandissement du calibre, sont restés aussi propres au tir qu'avant les expériences.

2° En Prusse deux canons de 209^{mm},2 massifs, du poids de 6,750 kilogr., ont été soumis aux épreuves. L'un d'eux a tiré 638 coups et l'autre 586. Les charges étaient de 9$^{kil.}$,0 et 9$^{kil.}$,5 de poudre ordinaire et remplissaient les chambres contre lesquelles elles ont dû exercer une pression considérable ; les projectiles pesaient 102$^{kil.}$,5. Si l'on a égard à la faiblesse relative du poids du canon par rapport à celui du projectile, on admettra sans hésiter que, malgré l'agrandissement de 1/4 de millimètre du diamètre de la chambre après le tir, ces canons ont brillamment supporté ces épreuves excessives (1). Les deux canons après ce tir étaient en parfait état de service.

3° Le canon en acier de 228^{mm},6 à deux rangs de cercles, qui a été expérimenté en novembre 1867 à la demande du gouvernement russe, pesait environ 14,800 kilogr. Il a tiré 700 coups, savoir : 647 avec des charges de 19$^{kil.}$,5, et 30 avec charge de 18$^{kil.}$,5 de poudre ; le projectile pesait 125 kilogr.

Sauf un agrandissement de la chambre de quatre dixième de millimètre après le 16° coup, le diamètre de l'âme était, après le tir, absolument le même qu'auparavant. Ce canon a depuis tiré, dans diverses expériences faites en Russie, 125 coups avec des charges de 19$^{kil.}$,5 et 21$^{kil.}$,0, ce qui fait un total de 825 coups, sans présenter aucune dégradation appréciable.

4° Canon prussien de 235^{mm},4 à double couche de cercles et du poids de 14,650 kilogr. expérimenté à Tegel.

On a décrit précédemment les expériences qu'il a subies. Il a tiré 676 coups, savoir : 466 avec la charge maxima de 24^k,0 de poudre prismatique, ou avec des charges de poudre ordinaire donnant la même pression des gaz, et 113 coups avec des charges qui produisaient une pression supérieure à celle de 24^k,0 de poudre prismatique. Les dégradations causées par l'éclatement dans l'âme du 663° projectile obligèrent malheureusement de cesser le tir et de ne pouvoir ainsi apprécier sa durée.

(1) Voir Notes, § 3.

5° Le canon de 279mm,4 en acier cerclé — qui a été expérimenté sur la demande du gouvernement russe en septembre 1868 — pesait environ 26,000 kilog. Il a tiré 400 coups avec des charges de 37k,5 de poudre prismatique et des projectiles pesant 225 kilog. Il a subi ces expériences de la manière la plus brillante, car aucun agrandissement appréciable du diamètre de l'âme ne s'est produit, et le canon était dans un état parfait.

Nous ferons remarquer que ce canon avait été d'abord construit pour se charger par la bouche, et transformé ultérieurement pour le chargement par la culasse. De sorte qu'il ne pouvait avoir la même résistance qu'un canon spécialement construit dans ce dernier système.

Le canon de 279mm,4, adopté définitivement par la Russie pour l'armement des navires et des côtes, qui donne au projectile de 225k,0 une vitesse initiale de 415 mètres, est aujourd'hui le plus puissant du monde.

On ne peut guère avoir confiance dans les canons anglais de 254mm,0, 304mm,8 et 330mm,2 ; car aucun d'eux n'a résisté aux expériences du tir de durée. Leur adoption, sans les avoir individuellement soumis à des épreuves de résistance, est imprévoyante ; car, sur quatre canons de 330mm,2 et 342mm,7, construits en Angleterre, trois ont éclaté.

Aux 7 canons en acier Krupp, de gros calibre, qui ont brillamment résisté aux épreuves, l'artillerie anglaise ne peut en opposer que 2, dont un de 177mm,8, qui ne peut être considéré comme un canon de gros calibre. Le canon anglais de 177mm,8, système Woolwich, n° 299, du poids de 6,500 kilog., a tiré 1240 coups, dont 327 avec des charges réduites. Nous n'avons pu connaître l'état dans lequel il était après ce tir. Le poids du canon était considérable pour ce calibre, car il égalait à peu près celui du canon prussien de 228mm,2, qui a servi aux expériences précédemment décrites.

Le canon anglais de 228mm,6, système Woolwich, n° 298, a tiré 1043 coups, savoir : 581 avec la charge normale de 19k,5 de poudre et 462 coups avec des charges de 9k,1 à 18k,2 de poudre (rifled-large-grain powder). Le poids du projectile était de 114 kilog. Après 543 coups, l'agrandissement du diamètre de l'âme et de la lumière était tel que, pour continuer le tir, l'on a dû renverser le canon et forer une nouvelle lumière du côté opposé à l'ancienne, qu'on a fermée. Ainsi, ce canon, malgré la grande résistance qu'il a montrée, était cependant mis hors de service après 543 coups.

Sauf ces deux canons de Woolwich, aucun des autres de gros calibre n'a pu résister à un grand nombre de coups. Nous rappellerons que la durée du canon anglais de 254^{mm},0 n'a pas encore été établie par l'expérience, et que sur 4 canons de 330^{mm},2, trois ont éclaté.

Maintenant comparons la durée des canons des systèmes prussien et anglais, d'après le nombre des canons éclatés.

Aucun canon d'acier Krupp de la construction actuelle — c'est-à-dire *cerclé et avec fermeture cylindro-prismatique* — *n'a éclaté* ou *n'a été mis hors de service*, soit dans le service, soit dans les épreuves de durée.

Dans le tableau XXII, nous avons compté 10 canons anglais qui ont éclaté, ou sont devenus impropres au service par suite de dégradations plus ou moins graves. Ces canons ne diffèrent du système définitivement adopté que par les rayures. Les rayures ont sans doute une influence notable sur la durée des canons, et il est à peu près certain que le calage des projectiles peut se produire avec le système de rayures *Shunt*. Mais, si l'éclatement ou les dégradations d'un de ces dix canons avaient été causés par ces rayures, on aurait certainement consigné cette cause dans le tableau. Nous devons donc conclure de cette absence que ce tableau constate, le défaut général de résistance des canons anglais.

Non-seulement un canon de Woolwich a été mis hors de service dans les expériences de Tegel, mais un second du même système a éclaté dans celles qui ont été faites en Angleterre (1).

(1) Extracts from the reports and procedings of the Ordnance select Committee, vol. IV, Part 2, London 1866, et vol. IV, Part 4, London, 1867. Nous n'avons pu nous procurer que deux volumes sur vingt qui ont paru.

CHAPITRE XIV.

La comparaison des canons de gros calibre des deux systèmes, déduite des expériences exécutées à Tegel, a conduit aux conclusions et propositions suivantes :

Les canons en acier cerclés du système prussien sont très-su-

Voici quelques extraits de ces deux volumes.

« Le comité rend compte que le canon n° 222 de 234^{mm},18, rayé d'après le système Shunt a éclaté, le 15 mai 1866, après 402 coups, en tirant des projectiles de 100 à 118 kilog.

Sur ces 402 coups, 266 ont été tirés avec des charges de 19^k, 5 de poudre et le reste avec des charges plus faibles. Le canon était construit d'après le système Armstrong et avait un tube intérieur en acier. Le canon a éclaté en 42 morceaux. Le comité admet que le canon intérieur en acier avait éprouvé de graves dégradations, quelques coups avant l'éclatement du canon. (Vol. IV, Part. 2, page 133).

Le rapport ne dit rien de la possibilité d'un calage du projectile. Il contient les détails de l'éclatement du canon de 330^{mm},2, n° 300, qui est cité au tableau XXII; le canon a éclaté le 27 mars 1866; il a tiré 52 coups, dont 24 avec des charges de 31^k, 8, et 15 avec celles de 27^k, 2 et le reste avec des charges inférieures. Les projectiles pesaient 259 à 304 kilog. (Vol. IV, Part. 2, page 135-138).

Il est question de l'éclatement du canon de 228^{mm},6, n° 287, avec rayures du système Woolwich, après un tir de 368 coups, dont 322 avec des charges normales de 19^k, 5 de poudre et le reste avec des charges inférieures. Ce canon est signalé dans le tableau XXII comme dégradé après 104 coups; le tube intérieur avait été remplacé par un autre en fer forgé et rayé d'après le système Woolwich. Après cette réparation, le canon a éclaté au 368° coups; on ne dit pas si les 104 coups tirés antérieurement comptent dans ce nombre. Le tube intérieur et les cercles étaient rompus; mais il n'y avait que deux morceaux arrachés au canon, savoir :

Une partie du manchon porte-tourillons et une partie des autres manchons (vol. IV, Part. 2, page 188).

Éclatement du canon de 228^{mm},6, n° 286, construit par le procédé Fraser avec canon intérieur en acier; les circonstances n'en sont pas relatées, mais le comité en a tiré la conclusion que les canons Fraser sont probablement aussi résistants que ceux du système Armstrong, et qu'ils ont encore sur ce dernier l'avantage de donner beaucoup moins d'éclats,

périeurs à ceux de Woolwich qui se chargent par la bouche sous
le rapport de la justesse et de la vitesse du tir ; de la facilité des
manœuvres ; de sécurité des servants ; du minimum d'espace

lorsque l'éclatement a lieu. Le comité propose, pour résoudre les questions
du mode de construction des canons et du choix du métal convenable au
tube intérieur, de soumettre à des expériences de durée quatre canons
de 228ᵐᵐ,6, systèmes Fraser et Armstrong, dont une moitié serait munie
de tubes intérieurs en fer forgé et l'autre en acier (vol. IV, Part. 2,
page 191).

Les éclatements fréquents des canons de gros calibre pendant le tir ordinaire ont fait décider par le comité que, par prudence, le nombre réglementaire des coups du canon de 228ᵐᵐ,6 serait réduit à 400, dont 150 seulement avec des charges normales et qu'on enverrait une circulaire à cet
effet.

Cet aveu du comité d'artillerie anglais, relatif à la durée douteuse des
canons de gros calibre, est exprimé comme suit :

« They think however that as a measure of precaution the service of the
« 9inch guns should be restricted for the present to 400 rounds of which
« no more than 150 should be with the battering charge and that a cir-
« cular should be issued to this effect. » (Vol. IV, Part. 2, page 192).

Éclatements d'un canon de 330ᵐᵐ,4. Le nombre de coups n'est pas
donné, mais il est dit que l'on a tiré ce canon avec de fortes charges,
entre autres 9 coups avec 45ᵏ,4 de poudre. On ne dit rien du système des
rayures (vol. IV, Part. 2, page 196).

Le ministre de la guerre demande au comité d'artillerie s'il ne serait
pas convenable d'augmenter d'un quart le nombre des canons commandé
pour l'année de travail 1867-1868, en adoptant le système de la construction économique. Le comité répondit que les expériences entreprises
sur quatre canons de 228ᵐᵐ,6, pour résoudre les questions relatives à la
construction des canons de gros calibre n'étaient pas encore terminées, mais
que néanmoins on pourrait porter à la moitié du total des canons de gros
calibre commandés pour 1867-1868, le nombre de ceux de construction
économique, attendu que les résultats déjà obtenus avec (1) des canons de
228ᵐᵐ, 6 de ce système nᵒˢ 286 et 287 étaient satisfaisants, et le nombre
de leurs éclats beaucoup moindre qu'avec ceux d'Armstrong.

Le comité ne donna pas une réponse précise sur la nature du métal convenable à la fabrication du tube intérieur, et dit que cette question
serait résolue par les expériences sur des canons de 228ᵐᵐ,6 (vol. IV,
Part. 2, page 101).

(1) L'un de ces canons a éclaté après 386 coups, l'autre après 400 coups. Le bon
résultat de ces expériences consistait probablement dans le fait que les canons ont
éclaté en moins de morceaux qu'ordinairement.

nécessaire à leur service, et par conséquent de leur influence sur la construction des fortifications ; de l'effet des projectiles contre les navires cuirassés, et enfin de la sécurité contre l'éclatement. Ces nombreux avantages dépassent de beaucoup les inconvénients qui résultent : d'un entretien plus soigné des canons ; du service exécuté avec plus d'intelligence par les servants, et enfin du prix plus élevé de ces canons.

Si l'on considère le système des canons de gros calibre en acier fondu se chargeant par la culasse, dans son état actuel, on reconnaîtra qu'il n'est pas le résultat des travaux, d'un état, d'une usine ou d'un seul homme.

L'artillerie prussienne, en adoptant le chargement par la culasse et le projectile forcé, a, la première, réalisé un système rationnel de canons rayés, qui était capable de perfectionnements et avait de l'avenir. L'adoption d'un principe juste est en effet indispensable pour l'établissement des autres parties d'un système. L'artillerie prussienne a déterminé toutes les règles relatives aux dimensions de l'âme, au tracé des rayures et des projectiles, et démontré, la première, la possibilité d'établir un bon mécanisme de fermeture.

L'usine Krupp, par la qualité de son métal, par l'exécution consciencieuse de sa fabrication et par l'invention d'un mécanisme de fermeture durable — *le coin cylindro-prismatique,* — a rendu le chargement par la culasse applicable aux canons de gros calibre. Les premières expériences de l'inflammation à travers le coin de fermeture ont été aussi exécutées dans l'usine de M. Krupp.

L'artillerie russe, après de longues recherches théoriques et pratiques sur la résistance des canons et les propriétés des différentes sortes de poudre, a, la première, adopté le cerclage des canons et la poudre prismatique. Elle a ainsi augmenté considérablement la durée des canons et montré qu'on pouvait donner aux gros projectiles une très-grande vitesse initiale avec une pression relativement faible des gaz de poudre contre les parois de l'âme.

C'est la solution de ces diverses questions qui a permis de construire des canons d'une longue durée, d'une grande justesse et capables de donner aux projectiles des vitesses initiales assez considérables pour les rendre efficaces contre les navires cuirassés,

L'artillerie russe a déployé, pour résoudre les questions relatives à l'établissement des canons de gros calibre, une persévérance et une intelligence qui n'ont été égalées par aucune autre. Malgré les insuccès inévitables des premiers essais et les pertes de temps résultant de l'établissement d'un nouveau système de canons (1), cette artillerie résolut la première toutes ces questions. C'est en Russie que les premiers canons de 203^{mm},2, de 228^{mm},6 et de 279^{mm},4 ont été soumis à des expériences de tir pour en connaître la durée. L'artillerie russe pouvait seule, du reste, arriver à ces résultats, car l'accord le plus parfait existait entre elle et l'usine de M. Krupp, où les canons se fabriquaient.

Cette entente était le moyen le plus sûr d'obtenir de bons résultats, car les officiers d'artillerie ne peuvent posséder, au même degré que le personnel de l'usine, les connaissances pratiques et techniques, l'expérience et l'appréciation des propriétés du métal des canons. Ils ne peuvent avoir sous ce rapport que des connaissances générales plus ou moins superficielles. De son côté, le personnel de l'usine ne peut connaître les conditions nécessaires à l'artillerie pour la pratique de la guerre.

Enfin l'artillerie russe a encore le mérite d'avoir employé pratiquement l'anneau obturateur de Broadwell, qui répond parfaitement à sa destination.

L'usine de Gruson a, la première, produit à bon marché des projectiles pour percer les cibles cuirassées. Elle a aussi déterminé le tracé et le mode de leur fabrication, d'où dépendent leur force de pénétration et leur solidité. Cet établissement est encore

---

(1) Les premiers canons en acier fondu de gros calibre expérimentés en Russie se chargeaient par la bouche. Les expériences échouèrent complétement, et on adopta par suite le système du chargement par la culasse.

parvenu à recouvrir ses projectiles en fonte dure avec une enveloppe mince de plomb, et a, ainsi, augmenté leurs effets contre les cibles cuirassées.

Il résulte aussi des expériences de Tegel qu'il serait utile ou nécessaire d'avoir égard aux observations et propositions suivantes :

1° Adopter le tracé prussien pour les projectiles en fonte dure ; ils doivent donc avoir une tête allongée et décrite avec un rayon d'environ deux calibres ; le plus grand diamètre possible vers la naissance de la tête, et un petit diamètre au culot ;

2° Adopter l'enveloppe mince de plomb pour les projectiles destinés au tir contre des cibles cuirassées ;

3° Exécuter les expériences de tir contre ces cibles avec des projectiles chargés ; déterminer leurs effets à diverses distances contre des cibles de différentes résistances ; observer, dans ces expériences, si les projectiles éclatent à propos dans toutes les circonstances ; si les projectiles chargés produisent *toujours* un plus grand effet utile que ceux qui ne le sont pas ; enfin, rendre toujours possible l'éclatement des projectiles d'acier ;

4° Tirer avec des projectiles chargés et non chargés contre des cibles cuirassées, inclinées de 60 degrés sur le champ de tir ;

5° Adopter comme règle d'écouvillonner le canon seulement après un tir de 20 coups ; essayer des projectiles dont l'enveloppe de plomb serait couverte d'une couche mince de cire dissoute dans la benzine ;

6° Adopter, pour tous les canons en acier et en fonte d'un calibre supérieur à 12°, l'inflammation centrale à travers le coin de fermeture ;

7° Essayer, dans les canons de gros calibre, des rayures à pas progressif, dont la section diminuerait graduellement de la culasse à la bouche. La solution de cette question n'est pas actuellement nécessaire ; mais si les vitesses des projectiles doivent être encore augmentées, ce genre de rayures pourrait être très-avantageux pour assurer la justesse du tir et la durée des canons ;

8° Essayer des bouchons, placés entre les projectiles et les gargousses, pour éviter ou diminuer l'accroissement du diamètre de l'âme à la naissance des rayures ;

9° Adopter, pour l'armement des navires de guerre en bois d'une marche rapide, des canons rayés de 15 cent. en acier et cerclés, du poids de 4,000 kilog. et tirant des projectiles de 37 à 41 kilog. avec des charges d'environ 8 kilog. de poudre prismatique.

Berlin, le 11 décembre 1868.

NOTES.

---

§ 1. — *Durée du canon Woolwich, se chargeant par la bouche.*

Le *Mechanic's Magasine* du 19 mars 1869 contient la relation suivante des expériences de tir des canons anglais :

« Ces expériences ont eu lieu avec des canons de quatre systèmes, savoir :

1° Un canon, ancien système Armstrong ;

2° Un canon, système Armstrong, modifié par Fraser. Le tube intérieur était en acier de 76^{mm} d'épaisseur, et renforcé par un manchon en fer forgé, composé de barres roulées en hélices autour d'un mandrin et soudées entre elles.

3° Un canon, système Fraser, avec tube intérieur de 50^{mm},8 d'épaisseur et renforcé par deux manchons superposés en fer forgé ;

4° Un canon plus lourd, système Palliser, composé d'un tube intérieur en fer forgé, qui était fabriqué avec des barres roulées en hélice et soudées, et d'un manchon en fer forgé qui enveloppait ce tube.

Chacun de ces canons a été soumis à un tir de 600 coups, dont 400 ont été tirés avec la charge ordinaire et le reste avec des charges supérieures. Cette épreuve a été parfaitement supportée par les canons, qui sont restés propres au service, sauf le canon du système Palliser, dont le tube intérieur était fendu vers la bouche. Le tir a été interrompu pendant quelque temps et repris ensuite.

8

Le canon Fraser, avec canon intérieur en acier, a résisté encore à 500 coups, dont 400 ont été tirés avec des charges de 13^{kil},6, et 100 avec celles de 19^{kil},5 de poudre. Ces expériences ont été arrêtées parce qu'on a reconnu qu'il serait avantageux de forer la lumière à sa place ordinaire (la première lumière était dans l'axe du canon). Après cette opération, ce canon a encore tiré 500 coups avec 19^{kil},5 de poudre ; les projectiles pesaient à peu près 114 kilogr., poids qui avait été adopté pour ce canon.

Le *Times*, d'où nous avons extrait ces renseignements, fait observer que c'est le seul canon anglais qui ait été soumis à de telles épreuves de durée, et qu'un tel nombre de coups ne sera jamais tiré par un canon de siége ou de place dans une seule guerre.

Le canon Armstrong a été aussi soumis à des essais postérieurs. Le tir a été en grande partie exécuté avec la charge ordinaire et le reste avec des charges moindres.

Le *Times* est satisfait de ces résultats, et en conclut que le mode de fabrication des canons anglais ne laisse rien à désirer.

§ 2. — *Éclatement d'un canon de Woolwich de 228^{mm},6.*

Nous avons rendu compte dans l'article, *Expériences de tir avec des canons de gros calibre, exécutées en Prusse*, imprimé dans le journal d'artillerie russe, n° 2, 1869, de l'éclatement des canons anglais de gros calibre.

Nous avons conclu du rapport de ces expériences, des considérations relatives au mode de fabrication des canons de Woolwich, et des extraits des procès-verbaux du comité de l'artillerie anglaise, que : 1° les canons anglais ne peuvent posséder une durée régulière et suffisante ; 2° leur fabrication ne peut être regardée comme bien établie ; 3° le comité n'a aucune confiance dans ses propres canons, puisqu'il limite à 400 coups le nombre réglementaire qu'ils devront tirer et ordonne que sur ces 400 coups 150 seulement seront tirés avec la charge normale.

L'éclatement d'un canon de Woolwich de 228^{mm},6, le 13 septembre 1868, confirme les mesures de précaution proposées par le comité d'artillerie anglais et les conclusions précédentes.

Les circonstances suivantes de cet éclatement méritent une attention spéciale :

Le canon était construit d'après le système Fraser, comme tous les canons de gros calibre l'ont été en dernier lieu dans l'arsenal de Woolwich, parce que le comité préfère les canons de ce système à ceux d'Armstrong, à cause du moins grand nombre de morceaux qu'ils donnent en éclatant.

Ce canon a éclaté au premier coup; et, contrairement à l'opinion du comité d'artillerie anglais, en un très-grand nombre de morceaux. Le *Times* du 28 septembre 1868 raconte cet événement de la manière suivante :

« Vendredi, pendant les expériences de tir exécutées à l'arse-
« nal royal, un *canon Fraser*, aussi nommé *canon de Woolwich*, a
« éclaté au premier coup, avec une charge de 24^{kil},4 de poudre
« et un projectile de 114 kilogr. Le canon avait été construit
« d'après le même modèle et par les mêmes procédés que 85
« autres canons de 228^{mm},6, du poids de 12,000 kilogrammes,
« qui ont résisté aux épreuves d'un tir de 500 à 600 coups (1).

« L'éclatement était la suite d'un défaut dans le tube intérieur
« en acier qui forme l'âme. Ces tubes d'acier sont livrés par
« contrats et soumis à une trempe très-dure dans la fonderie
« royale de canons. On peut supposer que l'énorme tension
« (*enormous strain*) à laquelle le tube a été soumis a déterminé
« une fissure ou fente, qui n'aura pas été remarquée assez tôt.
« On a reconnu ensuite une veine qui traversait le métal et indi-
« quait la fente. »

Cette catastrophe causa dans le public anglais une vive inquiétude, comme on le verra par un extrait du *Pall Mall Gazette*, du 20 septembre 1868, dont voici la traduction :

« La rupture d'un canon de Woolwich de 228^{mm},6, système

(1) Cette phrase est un peu vague ; quelques-uns de ces canons peuvent bien avoir tiré 500 à 600 coups, mais nous doutons que les quatre-vingt-cinq aient individuellement tiré ce nombre de coups, qui aurait pu les mettre hors de service.

« Fraser, qui a eu lieu à Woolwich vendredi dernier, mérite la
« plus grande attention. La question n'est pas de savoir si le tube
« intérieur avait ou non une fissure, ou si 100 canons pareils ont
« subi l'épreuve d'une manière satisfaisante.

« Nous ne doutons pas que des dégradations du tube d'acier
« aient été la cause directe de l'éclatement, mais comment s'ex-
« plique l'éclatement subit de ce canon?

« Il a éclaté aussi facilement qu'un canon en fonte, et jusqu'à
« ce jour, on admettait que la supériorité du canon de Woolwich
« consistait principalement en ce qu'il n'éclatait pas brusquement.

« Jusqu'à présent l'éclatement de ces canons, sauf de rares
« exceptions, a été peu dangereux, et consistait dans la disjonc-
« tion des diverses parties qui les composent. Mais dans le cas
« présent, c'est un véritable éclatement et des plus dangereux.
« Nous espérons qu'une enquête sérieuse fera découvrir les
« causes de cet accident, qui peut-être provient de quelque cir-
« constance anormale. Nous désirons sincèrement qu'il en soit
« ainsi, et qu'on trouve une garantie contre la reproduction de
« pareils accidents. Dans le cas contraire, il s'agira de savoir si
« cette construction spéciale du canon était défectueuse, ou si
« les canons en fer forgé ne valent pas mieux que ceux en
« fonte. »

Le journal militaire anglais (*Army and Navy Gazette*) fait suivre
la description de l'éclatement des paroles suivantes :

« Nous sommes aujourd'hui aussi loin de bons canons que
« nous l'étions autrefois; c'est-à-dire de ceux sur lesquels on
« peut compter complétement » (1).

Nous ne croyons pas que l'espoir, exprimé par *the Pall Mall
Gazette*, d'attribuer l'éclatement à une cause anormale, se
réalisera. Les causes anormales sont, dans la plupart des cas,
immédiatement reconnues après l'éclatement, et il n'en est pas
fait mention.

(1) 2° livraison des archives prussiennes, 1869.

L'explication de l'éclatement donnée par le journal anglais *The Times* est parfaite. Les tubes intérieurs en acier fondu, qui forment l'âme des canons, sont trempés dans de l'huile chauffée, et la résistance de l'acier augmente quand cette opération est bien exécutée. Les conditions sous lesquelles l'acier acquiert ainsi cette qualité, peuvent bien être déterminées par une série d'expériences; mais il est très-difficile de satisfaire à toutes pour chaque tube en particulier, même avec un acier identique pour tous les tubes.

Si, au contraire, l'acier des tubes n'est pas exactement de la même qualité, il dépendra du hasard que la trempe soit utile ou nuisible. L'acier est extrêmement sensible sous ce rapport; chaque espèce a besoin d'un degré particulier de trempe pour remplir certaines conditions. D'excellents objets en acier peuvent être détériorés par une trempe mal appropriée, et c'est peut-être le cas du tube en acier du canon de 228^{mm},6 qui a éclaté.

Nous revenons ainsi à cette conclusion, savoir : « Que les ca-« nons anglais ne peuvent posséder une résistance régulière, « soit en ce qui concerne le tube intérieur, soit sous les au-« tres rapports; que chaque canon, en particulier, possède des « propriétés spéciales, et qu'on ne peut aucunement conclure « du résultat des expériences faites avec un canon, si les autres « canons de la même espèce les posséderaient au même degré. « Un canon pourra résister à 600 coups, tandis qu'un autre « pourra éclater au premier coup. »

Nous n'avons pu savoir si, outre les fentes du tube en acier, d'autres causes ont contribué à l'éclatement du canon de Woolwich; si, par exemple, le serrage du tube par le manchon en fer forgé était insuffisant. Cela paraît probable, puisque le canon a éclaté au premier coup.

§ 3. — *Éclatement d'un canon de 209^{mm},2 en acier fondu, en Prusse.*

Un des deux canons de ce calibre (page 55), a éclaté après 650 coups avec des charges de 12 kilogr. de poudre prismatique.

La charge avait été d'abord fixée à 8 kilogr. de poudre ordinaire prussienne; mais presque tous les coups ont été tirés avec 9$^{kil.}$,0, 9$^{kil.}$,5 et 10$^{kil.}$,0 de cette poudre.

La chambre était complétement remplie avec la charge de 9^k,5 de poudre prussienne, et cependant le canon ne manifesta aucune dégradation après 400 coups ; mais un jour, après avoir tiré avec une charge de poudre de Baryte, dont on ne connaissait pas alors les propriétés brisantes, comme on les a reconnues ensuite à l'aspect des dégradations produites à la fermeture, on découvrit plusieurs fissures dans la chambre. Ces fissures ne paraissaient pas s'agrandir quand on eut continué le tir avec la poudre prussienne, et l'on y fit peu d'attention. L'agrandissement de la chambre, nécessité par le tir avec les charges de poudre prismatique supérieures à celles en usage, modifiant nécessairement la résistance du canon, a bien pu contribuer à augmenter les fentes existantes. L'origine de l'éclatement était visiblement vers l'ancienne fissure ; la fermeture n'a éprouvé aucune dégradation dans ses diverses parties.

Nous ferons observer que ce canon de 209^{mm},2 qui a éclaté était massif, tandis que, depuis longtemps, l'usine de M. Krupp cercle tous les canons de gros calibre au-dessus de 15 centimètres ; aussi l'artillerie prussienne fait-elle cercler tous les canons massifs en acier qu'elle possède.

§ 4. *Reprise du tir de durée avec le canon prussien de 235^{mm},4.*

Le tir de durée avec le canon prussien de 235^{mm},4 avait été interrompu, après le 663° coup, à cause de l'éclatement du projectile dans l'âme, qui avait produit une fissure dans la chambre. Depuis on avait constaté, après un tir de 14 coups avec des charges supérieures, que la fente s'était allongée de 80 millimètres.

Les expériences ont été reprises en mai 1869 pour reconnaître comment ce canon fendu se comporterait, en continuant le tir avec la charge normale de 24 kilogr. On a tiré 36 coups avec 24 kilogr.

de poudre prismatique et des projectiles de 149^k,5 à 153^k,75. Ils ont été tirés en trois jours, partie dans la plaine, partie contre la cible située à 900 mètres. On prit les empreintes de la fente, le premier jour, avant et après le premier coup ; le second jour avant le tir ; le troisième jour après le tir ; le canon était chaque fois minutieusement examiné après avoir été nettoyé avec soin.

Après ces expériences on ne découvrit dans le canon aucune dégradation, quoique les empreintes fussent très-exactes ; la fente était toujours très-nettement visible à l'œil nu.

La justesse du tir n'avait pas diminué pendant le cours de toutes ces expériences, malgré les dégradations considérables produites antérieurement par l'éclatement du projectile dans l'âme.

Le diagramme des résultats du tir des derniers 10 coups contre la cible, pendant un jour de pluie, avec des projectiles de 151^k,75 à 153^k,75, a donné les résultats suivants :

  1^m,569, hauteur du rectangle renfermant les coups,
  1^m,255, largeur id.,
  0^m,468, déviation moyenne verticale,
  0^m,358, déviation moyenne horizontale,
  0^m,413, moyenne des deux déviations moyennes.

Après ces 36 coups, les expériences avec ce canon de 235^{mm},4 ont cessé. Il a été ensuite renvoyé dans la fabrique Krupp pour la réparation des dégradations produites dans l'âme.

Ce canon a tiré en tout 712 coups, dont 615 avec des charges de 24 kilogr. de poudre prismatique et au-dessus, ou avec des charges de poudre prussienne ordinaire capables de produire au moins la même pression des gaz que 24 kilogr. de poudre prismatique.

Ce canon a donc parfaitement résisté aux épreuves de 600 coups déterminés d'avance avec la charge maxima. Les 36 derniers coups n'ont pas allongé la fente. On ne peut donc pas fixer le nombre des coups tirés avec la charge maxima, auxquels le canon aurait encore résisté. Mais on ne peut admettre qu'il faudrait un accroissement considérable de pression des gaz pour modifier la fente. Cette résistance à l'accroissement d'une dégradation importante doit être attribuée autant à la qualité supérieure du métal du canon qu'à la solidité du cerclage. On peut donc admettre qu'un éclatement subit des canons de la même qualité ne pourra se produire qu'après l'agrandissement de la chambre par l'action des gaz de la poudre, et après un long service, même si l'éclatement d'un obus dans l'âme augmentait considérablement la tension de ces gaz.

Les fissures ou fentes, qui pourraient se produire, sont faciles à voir à l'œil nu. On pourra donc toujours surveiller leur agrandissement et en éviter les conséquences.

Il n'y aura donc pas de motif pour mettre hors de service un canon cerclé dans lequel une fente se sera produite pendant l'action, tant qu'elle se trouvera dans la masse du métal.

Berlin, juin 1869.

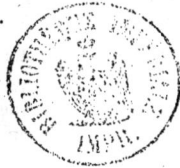

FIN.

TABLE DES MATIÈRES.

(1) La livre prussienne vaut 0^{k},500 et les canons sont désignés par le poids, en livres, de leur boulet sphérique en fonte.   (*Note du traducteur.*)

(2) En Angleterre, les canons sont désignés par le calibre, estimé en pouces anglais. Le pouce vaut 0^{m},0254.   (*Note du traducteur.*)

NOTES.

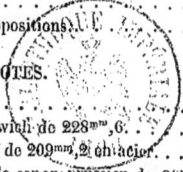

125 Kilogr. *430,7* Obus en acier

134 Kilogr. *426,4* Obus en fonte durcie

Canon de 96 | poudre prismatique

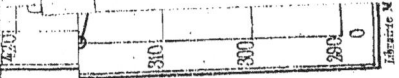

300 300 200 0

VITESSE DU PROJECTILE A 47 MÈTRES DE LA BOUCHE DU CANON.   PLANCHE 1

VITESSE DES PROJECTILES A DIFFÉRENTES DISTANCES.

Vitesse en Mètres

Distance en Mètres.

Canon léger de 15. Charge 17 K° de poudre prismatique.
Obus en fonte durcie de 100 Kh.

Canon de Woolwich de 9 pouces. Charge 19,5 K° poudre à gros grain. Obus Palliser de 113,5 K°

Canon de 96. Charge 24 K° poudre prismatique. Obus en fonte durcie de 152, 5 K°

Canon lourd de 72. Charge 23 K° de poudre prismatique, Obus en fonte durcie de 100 K°

Canon lourd de 72. Charge 14 K° en poudre prismatique. Obus en fonte durcie de 100 K°

Canon lourd de 72. Charge 10 K° poudre ordinaire. Projectile de 100 K°

Canon lourd de 72. Charge 10 K° poudre ordinaire. Projectile de 100 K°

Lith. Serge et Brunet Paris.

Librairie Militaire de J. Dumaine, Libraire-Éditeur de l'Empereur Rue et rue Dauphine Paris.

FORCE VIVE DU PROJECTILE PAR CENTIMÈTRE CARRÉ DE LA SECTION
TRANSVERSALE A DES DISTANCES DIFFÉRENTES

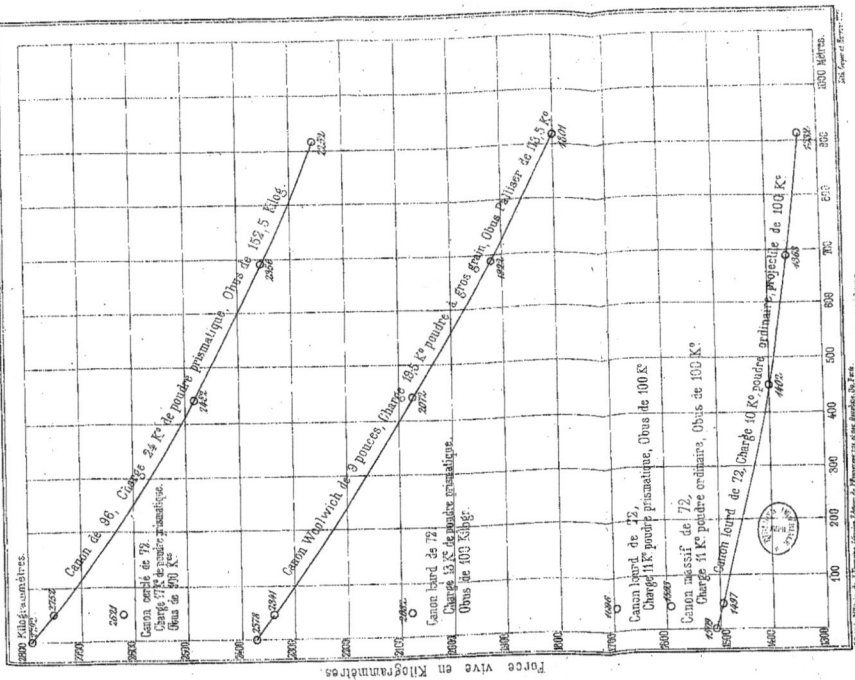

Canon de 96, Chargé 24 K° de poudre prismatique, Obus de 152,5 Kilos.

Canon cerclé de 72.
Chargé 17K° de poudre prismatique.
Obus de 90 K°.

Canon Woolwich de 9 pouces, Charge 19,5 k° poudre à gros grain, Obus Palliser de 113,5 k°.

Canon lourd de 72
Chargé 13 K° de poudre prismatique.
Obus de 103 Kilog.

Canon lourd de 72.
Chargé 11 K° poudre prismatique, Obus de 100 K°.

Canon massif de 72.
Chargé 11 K° poudre ordinaire, Obus de 100 K°.

Canon lourd de 72, Chargé 10 K° poudre ordinaire, projectile de 100 K°.

Force vive en Kilogrammètres

Distances en metres

100   200   300   400   500   600   700   800   900   1000 Mètres.

Cible cuirassée avec plaques de 0.9032 et et 0.2280 d'épaisseur

(Tir à Bertin le 7 Juillet 1862)

Vue de face   Vue de derrière

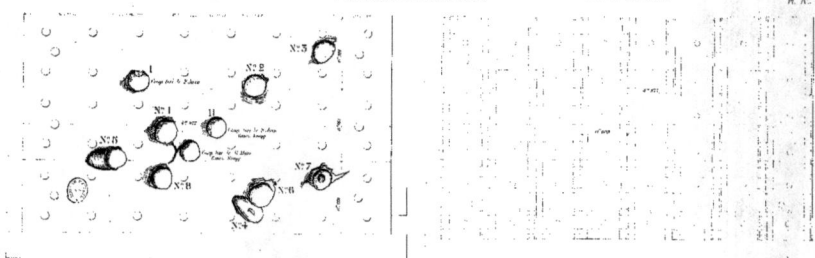

Vue de côté

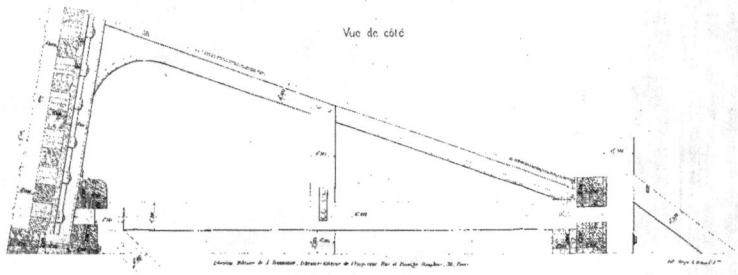

Pl. V.

Cible cuirassée avec plaques de 0,1052 et de 0,2046 d'épaisseur

Vue de face

(Tir à Berlin le 4 Août 1868.)

Vue de derrière

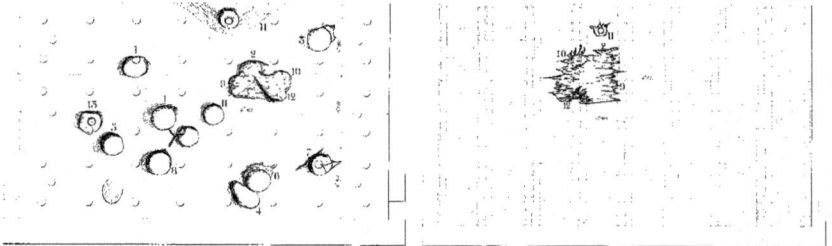

Vue de côté

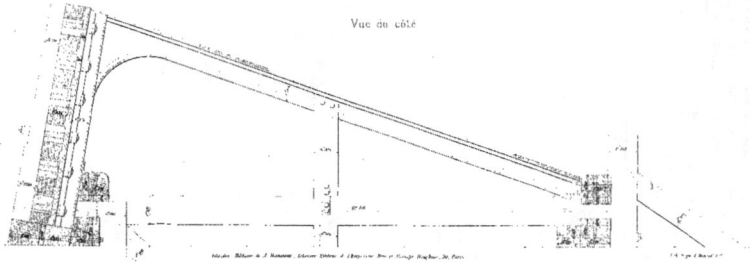

Lithographie Militaire de J. Mommentz, Ancienne Maison de l'Imprimerie Dussen et Georges Bonaparte, Ste. Paris.

Cible cuirassée avec plaques de 0.{ }^{m}17e à quatrième

Vue de face   [...] à [...] à 4 Août [...].   Vue de derrière   Pl. VI

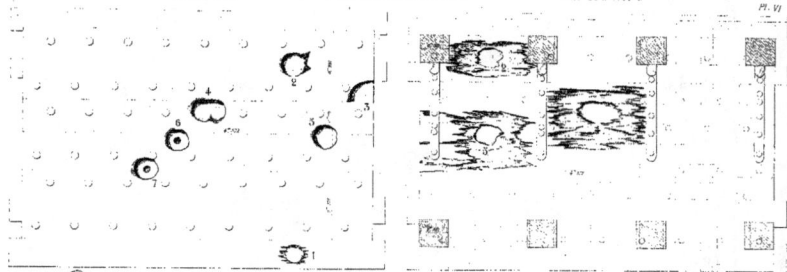

Vue de côté

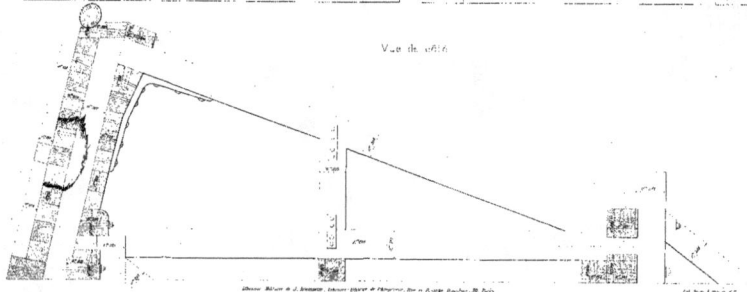

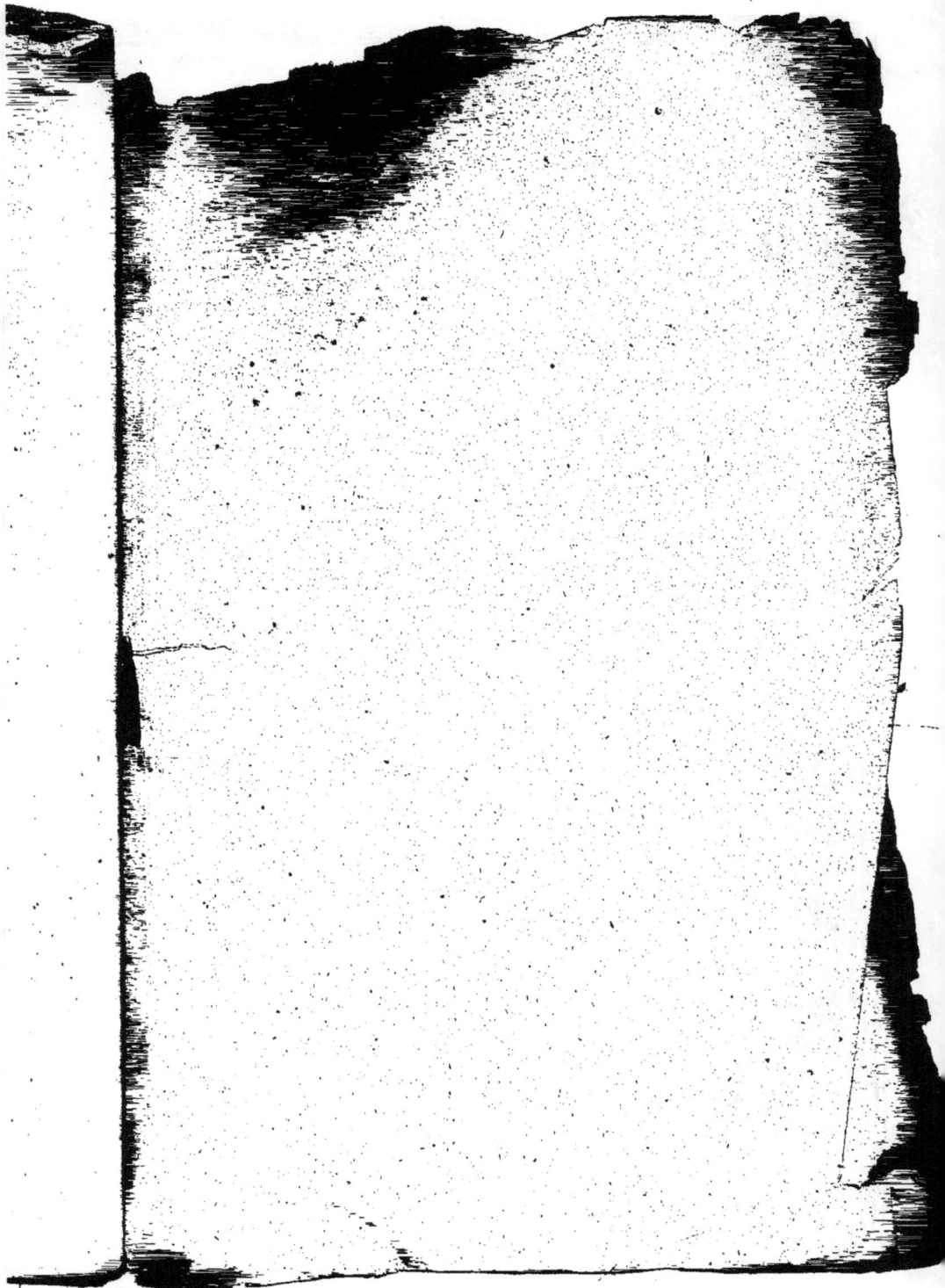

www.ingramcontent.com/pod-product-compliance
Lightning Source LLC
Chambersburg PA
CBHW071842200326
41519CB00016B/4201